常见病
中医拉筋手法技巧

主　编　郭长青　何智菲　郭　妍
副主编　杜文平　芦　娟
编　者　（以姓氏笔画为序）
　　　　于佳妮　马　田　马诗凝　马薇薇
　　　　王　洋　王美琴　安　娜　杜宁宇
　　　　李昭凯　吴　凡　吴　彤　张　涛
　　　　张伟夫　陈　晨　赵瑞丽　聂晓天
　　　　徐　菁　梁靖蓉　潘　飒

U0230674

科学出版社
北　京

内 容 简 介

编者详细介绍了中医拉筋疗法的实用知识，包括拉筋的基础知识、拉筋理论基础及拉筋操作方法，使读者掌握一定的拉筋技巧和相关理论；具体介绍了拉筋治疗疾病的概况、临床表现、治疗手法及注意事项等。

本书深入浅出，实用性强，易学易用。读者可在医师的指导下灵活运用，也适用于中医师及医学院校学生参考使用。

图书在版编目(CIP)数据

常见病中医拉筋手法技巧/郭长青，何智菲，郭妍主编.—北京:科学出版社,2017.6

（中医手法技巧系列）

ISBN 978-7-03-052985-5

Ⅰ.①常… Ⅱ.①郭… ②何… ③郭… Ⅲ.①按摩疗法(中医)

Ⅳ.①R244.1

中国版本图书馆 CIP 数据核字(2017)第 111337 号

责任编辑:高玉婷 / 责任校对:何艳萍
责任印制:赵 博 / 封面设计:蔡丽丽

科 学 出 版 社 出版

北京东黄城根北街 16 号
邮政编码：100717
http://www.sciencep.com

北京盛通数码印刷有限公司印刷
科学出版社发行 各地新华书店经销

*

2017 年 6 月第 一 版 开本:720×1000 1/16
2024 年 7 月第六次印刷 印张:10 1/2
字数:202 000
定价:35.00 元

（如有印装质量问题，我社负责调换）

前　言

　　拉筋疗法，是以中医经络学理论为指导，结合现代肌肉力学运动原理形成的用于防病治病及日常生活保健的一种治疗及康复手法。拉筋疗法治疗疾病范围较广，操作方便，无不良反应，集"肌肉拉伸"与"理筋手法"为一体，既能发挥肌肉拉伸局部治疗作用，又能体现中医理筋治疗的整体协调特点，是"肌肉拉伸"与"中医理筋手法"的完美结合，是一种符合世界卫生组织所提倡的无损伤性治疗的绿色自然治疗手法。

　　拉筋疗法蕴含中医整体观念的深刻含义，以经络学说为指导，又从人体局部肌肉解剖角度对疾病施治，将经络穴位、经筋体系及肌肉力学运动原理结合在一起对疾病进行综合调理，既符合中医学所强调的整体观念，也适应于多组织同时发生的多种疾病。

　　本书旨在普及拉筋疗法，内容深入浅出，简明扼要，读之即懂，懂之即会，用之见效，是一本医务工作者和拉筋爱好者的参考书，也是一本家庭医疗的普及读物。编者希望"拉筋"这一疗效显著、操作简便的疗法能够得到广泛应用，让更多的人有机会了解并学习掌握此技能，为民众谋得福利，保卫人类健康，为促进中医事业的发展贡献力量。

北京中医药大学针灸推拿学院博士生导师　郭长青

2017 年 2 月

目 录

第1章　拉筋的基础知识

　　"筋"在中医学中属于"经筋"范畴,经筋主要包括十二经筋、十二经别及十二皮部,简称经筋,是经络学说的重要组成部分。随着人体解剖学的发展,"筋"在现代医学中是一种复合机构,它包括皮肤、皮下组织、筋膜、肌肉、韧带、关节、神经、血管等诸多重要部分。因此,"筋"缠绕全身,覆盖脏腑,并能联系全身内外,对于维护人体形体统一及活动动能的运行发挥着重要作用。

　　拉筋疗法,是以中医经络学理论为指导,结合现代肌肉力学运动原理形成的、用于防病治病及日常生活保健的一种治疗及康复手法。拉筋疗法将肌肉拉伸方法与中医理筋手法结合在一起,根据不同的疾病,采取相应部位的肌肉拉伸及手法按摩治疗,进行有针对性的、规范化的、符合组织生物力学的手法操作,达到治病健身的目的,从而防治疾病。

　　拉筋疗法具有操作简单、安全有效、易学易用、经济实用、适应证广等特点,符合"简、便、易、廉"的原则,在防病治病、保健养生中发挥很大的作用。随着社会的发展,人们物质生活水平的提高,维护自然生态、无毒性反应和不良反应的拉筋疗法越来越受到重视。但是,目前拉筋疗法多流行于民间,且理论过于片面,并没有系统地进行总结,不能很好地指导临床应用,对于众多拉筋疗法爱好者的学习有诸多不便,也不利于此手法的推广普及。为了让更多的人有机会了解并学习掌握此技能,并能使其得到普及,总结和推广拉筋疗法就显得尤为必要。

一、发 展 源 流

　　拉筋疗法是从中医经络学说发展而来的,因此,其发展与经络学说有着密切的联系,其中又以经筋学说为基础。

　　"经络"最早出现在公元前7世纪-5世纪马王堆出土的《阴阳十一脉灸经》和《足臂十一脉灸经》。这两部著作是最早提出"筋"的医学专著。《易·系辞》说:"筋乃人身之经络,骨节之外,肌肉之内,四肢百骸,无处非筋,无处非络,联络周身,通行血脉,而为精神之外辅。"《黄帝内经》中系统地阐述了经络学理论,其中《灵枢·经筋》中详细记载了十二经筋的循行、病候,并对经筋病症诊治进行了指导性的论述,是我国最早论述经筋学的论著。它将各经筋病候概括为"经筋之病,寒则反折筋急,热则筋弛纵不收,阴痿不用。"治疗上概括为"治在燔针劫刺,以知为数,以痛

1

为腧"。《灵枢·经别》及《素问·皮部论》也阐述了经筋学说的结构内容。到了晋朝，皇甫谧以《灵枢·经筋》为蓝本，著作《针灸甲乙经》，对经筋进行系统全面的论述。隋朝则以巢元方的著作《诸病源候论》为主，首次出现经筋手法治疗，如"夫金疮愈已后，肌肉充满不得屈伸者，此由伤绝经筋""夫腕伤重者，为断皮肉骨髓，伤筋脉，所以须善击缚按摩导引，领其血气复"。明清时期，经筋学说逐渐得到发展，著作也较多。张景岳在《类经》中提出十二经筋刺法，李中梓在《病机沙篆》中提出"经筋所过，皆能为痛"。吴谦著的《医宗金鉴》提出："十二经筋之罗列序属，又各不同，故必素知其体相，识其部位，一旦临证，机触于外，巧生于内，手随于转，法从手出。"清朝著作有《易经筋图说》《金图易经筋》，使经筋学说进入振兴阶段。近代以来，经筋疗法逐渐流行于民间，经过诸多医家整理，揭示出一系列治疗有效的经筋穴位，并总结出疗效显著的疾病，其中有头痛、神经衰弱等，极大地补充了经筋学说，推动其发展。新中国成立后，经筋疗法得到了迅速发展，可治疗的疾病达100种以上，涵盖内科、外科、妇科、儿科、皮肤科、眼科、耳鼻咽喉科等。临床已经证明，经筋疗法不仅可以治疗功能性疾病，对许多器质性疾病以及疑难杂症也有较好的疗效。

二、功　　用

拉筋疗法，是以中医经络学理论为指导，并结合现代肌肉力学运动原理形成的用于防病治病的一种治疗手法，因此，拉筋技巧首先具备中医治疗的整体观念，同时又能发挥肌肉拉伸的局部治疗作用。

(一)中医理论与拉筋疗法

中医理论体系的基本特点之一为整体观念，即认为事物是一个整体，事物内部的各个部分是相互联系而不可分割的。事物与事物之间也有密切的联系，整个宇宙也是一个大的整体。中医认为人体是一个有机的整体，以五脏、六腑为中心，四肢百骸通过经络系统的沟通联络，使内外相通，表里相应，彼此协调，相互为用，并通过精、气、血、津液的作用，实现整体的生命活动。刺激机体的某个部位或某个部位发生变化时，都会引起相应的全身性反应。人体能够保持着阴阳平衡、气血流畅，适应内外环境的变化，进行正常的生理活动，主要是依靠体内的"自控调节系统"来实现的。这种自控调节系统的结构是由大脑—脊髓—经络（包括运行其间的气、血、津液）和皮部组成。中医学的发病学认为：疾病正是在致病因素的作用下，引起机体阴阳的偏盛偏衰、脏腑气血功能紊乱所致，即脏腑功能失调。病从外入，必先见于外。病邪由外入内，经皮—络—经—腑—脏是疾病的基本转变次序；反之，病从内生，必形见于外，全身病变反映于局部，局部反映了内部病变。

拉筋疗法正是遵循中医理论，在中医的脏腑经络学说及针灸腧穴学说等的指导下，结合现代医学原理而治疗疾病。我们认为拉筋有调节阴阳、疏通经络、活血行气、消肿止痛等诸多疗效，从而将充斥于体表、经络、局部病灶，乃至脏腑中的各种致病因素,得以祛除,使失调的脏腑功能得以恢复,最终使疾病痊愈。

综合诸多医家的临床应用与理论认识,拉筋治疗作用的中医作用机制有以下7个方面。

1. **调整阴阳** 阴阳贯穿于中医理论体系多个方面,说明人体组织结构、生理功能,疾病的发病规律,指导临床诊断、治疗。人体的生命活动,正是由于阴阳双方保持着对立统一的协调关系的结果。正是这种"阴平阳秘""阴阳调和",才保持了人体各组织器官、脏腑的生理功能,即阴阳处于相对平衡状态。如果因某种原因使阴阳的平衡遭到破坏,则致阴阳失调,会使机体发生疾病。《内经》中提到"阴胜则阳病,阳胜则阴病;阳胜则热,阴胜则寒"。《素问·调经论》载:"阳虚则外寒,阴虚则内热。"所以,调理阴阳,恢复阴阳的相对平衡,就成为治疗的关键。拉筋调整阴阳的作用,一方面是通过经络腧穴的配伍作用,另一方面是通过不同手法的运用并与其他方法配合来实现的。

2. **疏通经络** 人体的经络系统似网络,纵横交错,遍布全身,内属于脏腑,外络于肢体,将人体内外、脏腑、肢节连成为一个有机的整体,承担着人体的五脏六腑、四肢百骸、五官九窍的气血运行、输布、濡养、联络、调节的作用。因而它不仅把气血输送到各个组织器官去,而且使人体内外、上下、左右以及各个组织器官之间,保持着有机的密切合作、协调与平衡。若经络气血功能失调,破坏了人体的正常生理功能,就会产生种种病变。可见经络气血失调是疾病产生的又一重要原因。拉筋疗法作用于体表,引起局部经络反应,激发和调整经气,通过经络系统影响所连属的脏腑和四肢,以调节机体的生理、病理状况,则百脉疏通、五脏安和,使人体恢复其正常的功能活动,所谓"经脉所至,主治所及",阐明的就是这个道理。《灵枢·经别》载:"夫十二经脉者,人之所以生,病之所以成,人之所以治,病之所以起,学之所以始,工之所止也。"也就是说,人体只有保持着阴阳平衡,气血流畅,经脉相通,才能百病不生,经脉"不可不通""脉道以通,血气乃行"。

3. **行气活血** 气血是人体生命活动的物质基础,对于人体具有十分重要的多种生理功能。《难经·八难》说:"气者,人之根本也。"《素问·五脏生成篇》说:"肝受血而能视,足受血而能步,掌受血而能握,指受血而能摄。"由此可以看出,通过经络、血脉,气血对人体起推动、温煦、濡养等重要作用。气属阳,血属阴,气血的偏胜偏衰导致了体内的阴阳失衡。阴阳失调,脏腑之气与经络之气亦随之发生逆乱。脏腑之气与经络之气是构成脏腑、经络的最基本物质,又是推动和维持脏腑、经络进行生理活动的物质基础。脏腑功能失调,心脏的搏动,肺的宣发与朝百脉,肝的疏泄等必然失调,影响了气血的运行。经络之气逆乱,营卫气血的运行被阻,则发生痿痹等病。寒则气凝,瘀则气滞,气行则血行,气滞则血瘀。由于寒、气、血的互为因果,从而形成气滞血瘀之病变。拉筋疗法则从其穴前导之,或在对应之穴启上,使所闭之穴感受到刺激,循经传导,则所滞之气血亦缓慢通过其穴,而复其流

3

行,起到疏通经络,行气活血,调和营卫,增强体质的作用。

4. 化瘀散结 血瘀是疾病过程中形成的病理产物,又是某些疾病的致病因素。瘀血形成之后,不仅失去正常血液的濡养作用,而且会影响全身或局部血液的运行,产生疼痛。出血或经脉瘀塞不通,内脏发生癥积,以及产生"瘀血下去,新血不生"等不良后果。拉筋疗法作用于肌表,通过对经络、穴位或病变部位产生刺激作用,改善血液循环,使经络血活气通,则瘀血化散,壅滞凝滞得以消除,经络气血畅通,组织皮毛、五脏六腑得以濡养,鼓舞振奋人体气血功能,人体生命活动恢复正常。

5. 通利关节 风、寒、湿等邪侵袭人体,痹阻于筋脉,或者关节的直接、间接损伤,或长期劳损等诸多内外因素而产生一系列红、肿、热、痛等病理变化,进而导致机体活动障碍。主要发病机制是因气血痹阻不通,筋脉关节失于濡养而疼痛、拘急屈伸不利。拉筋疗法可促进局部气血运行,消肿散结,改善新陈代谢。《灵枢·本藏》说:"是故血和则经脉流利,营复阴阳。筋骨劲强,关节滑利也。"适当的运动有助于松解粘连,滑利关节,纠正筋结出槽、关节错缝,恢复人体正常的生理功能。这些作用在《医宗金鉴》中部有描述:"或因跌仆闪失,以致骨缝开错。气血郁滞,为肿为痛、宜用按摩法。按其经络,以通郁闭之气,摩其壅聚,以散瘀结之肿,其患可愈。"

6. 消肿止痛 所谓"不通则痛",风、寒、湿、瘀等致病因素作用于人体,经脉气血运行不畅,致使局部发生红、肿、热、痛等一系列病理变化,同时疼痛又进一步加重气血的痹阻。拉筋疗法具有活血散瘀、通利关节等作用。经脉通畅,气血运行无阻,通则不痛。

7. 扶正祛邪 中医学认为,疾病的发生关系到人体正气与邪气(致病因素)两个方面。正气指人体的功能活动和其抗病、康复能力。邪气是指各种致病因素,如外感六淫、痰饮、瘀血以及跌仆损伤等。疾病的发生和变化即是在一定条件下邪正斗争的反映。正能胜邪则不发病,邪胜正负则发病。《素问·评热病论》说:"邪之所凑,其气必虚。"《素问·遗篇刺法论》说:"正气存内,邪不可干。"由此可以看出,正气不足是疾病发生的内在根据,邪气是发病的重要条件。随着邪正双方的变化,疾病表现出两种不同的发病机制和症候。在临床治疗疾病时,应按着"实则泄之,虚则补之"的法则进行,但当先泄去脉中的邪气而后再调其虚实。拉筋疗法通过对机体局部的良性刺激,再依靠人体自控调节系统的传达与调节,从而起到调整某些脏器功能的作用,使之达到扶正祛邪、阴阳平衡的功效。

(二)拉筋的作用机制

随着运动医学的发展,许多学者通过大量的临床观察与深入的实验研究,借助于现代科学技术手段,探讨拉筋的现代作用机制。根据各方面的研究结果,可把拉筋治疗的现代作用机制综合归纳为以下 8 个方面。

1. 生物力学作用 拉筋作用于体表,产生生物力学作用。通过力的直接作用使组织深层产生温热效果;通过力的杠杆作用理筋复位,整复关节;通过力的平衡调整作用改善肌肉张力,促进局部血液循环,缓解局部组织粘连,提高新陈代谢,改善组织疲劳。

2. 调节神经系统的作用　拉筋通过手在人体的一定部位上进行推、按、揉、擦、搓、抖、叩、点压、运拉等手法操作,使手的用力直接刺激人的体表与体表下的组织,调节人体神经反射,调整脏腑功能。人的体表分布着极其丰富的神经末梢,体表下的肌肉、筋膜、腱鞘、韧带、骨膜等组织也含有"压力""牵张"等多种感受器,它们与中枢神经系统相连,是机体与外在环境的联络网,是机体产生反射活动的起始环节。按摩时的各种手法用力,将直接刺激体表的外周感受器。组织的本体感受器或穴位处的有关神经组织,当手法的刺激面积、刺激强度与刺激时间达到感受器的阈值时,感受器便发生兴奋,将手法刺激的机械能转化为神经上的电活动,一连串的神经冲动便沿着一定的神经通路传入脊髓和中枢神经,对中枢活动的兴奋与抑制过程进行调节,使中枢神经系统功能状态得到改善,并因此调节脏腑功能。

3. 调节血液循环作用　很多疾病发生时,都表现出组织、器官微循环血流流通不畅,血管紧闭,使血液供应减少,或是血管不同程度麻痹,使血流缓慢,代谢产物不能顺利排除,营养供应不足,拉筋能够使毛细血管扩张,血液循环加快,并通过神经-内分泌调节血管舒、张功能和管壁的通透性,加强局部血液而改善全身血液循环。

4. 血液流量再分配作用　从现代医学来认识,人体在正常情况下,循环血量一般保持相对平衡,身体各部位血液分配相对合理,拉筋作用于局部能使该部位血管在手法按摩机械挤压下促进血液回流,使其血液灌注量加大。

5. 改善微循环作用　微循环的主要功能是进行血液-组织间物质的交换。近年来通过微循环观测仪检查睑结膜、球结膜、甲皱、口腔和唇黏膜,发现很多病都有微循环的改变,导致病变部位营养交换、气体交换、新陈代谢障碍。微循环功能的调整,在生理、病理方面都有重要意义,受到中外医家的广泛重视。拉筋疗法可起到调节毛细血管的舒、缩功能,调整微循环功能,促进局部血液循环,从而调节新陈代谢,改变局部组织营养,而且还能使淋巴循环加强。淋巴细胞的吞噬能力提高,增强机体抵抗力,达到消除疾病,恢复身体各部分的正常功能。

6. 调节免疫功能作用　拉筋有增强机体抗病能力的作用,可使白细胞总数增加(主要是淋巴细胞比例升高,而中性白细胞的绝对值不变),同时通过机械性刺激与充血等作用,血液中 α 球蛋白与 β 球蛋白明显增高,从而提高了白细胞的吞噬能力,且血清中补体效价有所增加,大大提高了机体的防御免疫能力。一系列良性刺激,通过神经系统对人体的调节,使皮肤对外界变化的耐受力和敏感性增强,在不同程度上又进一步提高了机体的抗病能力。

7. 排毒作用　拉筋使局部毛细血管扩张,皮肤及皮下组织的血流灌流量增加,改善皮肤的呼吸作用,更有利于汗腺与皮脂腺的分泌,协助和加强了肾排泄体内新陈代谢的废物。负压使皮肤表面产生微气泡溢出,排除组织的"废气",加强了局部组织的气体交换,从而使体内的废物,毒素加速排除,加强新陈代谢。

8. 消炎止痛作用　痛觉是一种复杂的周身存在的感觉,其感受器为游离神经末梢。在皮肤的表层,任何刺激只要达到一定的程度都可以成为伤害性刺激,释放致痛物质,如 K^+、Na^+、组胺、5-羟色胺、前列腺素等,可以导致疼痛。同时局部的组织在刺激下也发生炎症反应,产生炎性渗出物和一系列红、肿、痛等病理变化,拉筋通过对皮肤和浅层肌肉的良性刺激,可引起血液的重新分配,改善神经调节,从而改善局部内环境,加速血液循环,促进病变部位组织细胞的恢复与再生。

三、特点和优势

1. 适应证广泛　拉筋技巧治疗疾病适应证广泛,一般来说凡是能够用针灸、按摩、中药等方法治疗的各科疾病都可以使用,尤其对各种疼痛性疾病、软组织损伤、急慢性炎症,风寒湿痹症,以及脏腑功能失调、经脉闭阻不通所引起的各种病症均有较好的疗效。拉筋手法最早来源于民间,经过长期防病治病实践,再通过历代医家(特别是新中国成立后)的总结、充实和提高,形成一套相对较为完善的理论,故适应范围不断扩大,可治病种日益增多。根据古今医学文献记载和现代临床实践证明,内科、妇科、儿科、伤科、外科、皮肤科和五官科等多种疾病,尤其是一些慢性病都可采用拉筋手法治疗,且能收到良好疗效。

2. 疗效好、见效快　拉筋不仅适应证广泛,而且疗效好、见效快。有些疾病往往一次见效或痊愈。如拉筋具有明显的缓解疼痛作用,尤其是外科、伤科的软组织急慢性损伤,诸如落枕、急性腰扭伤等,可即时见效,有的甚至经一次治疗便可痊愈,功效可见迅捷。疼痛的原因无不由于"气滞血瘀、不通则痛",而拉筋可使局部气血通畅,疼痛自然缓解。从现代医学观点来看,拉筋可以缓解局部肌肉张力,改善微循环,还能刺激某一区域的神经,调节相应部位的血管和肌肉的功能活动,反射性地解除血管和平滑肌的痉挛,所以能够获得比较明显的止痛效果。

3. 简便易行　在民间,许多运动爱好者都能够进行简单的拉筋,而拉筋正是由于具有易于学习和运用的特点,因此受到很多民众的喜爱。一般懂得中医推拿的医师,在很短的时间内,即可掌握拉筋手法,并能够临床应用。普通民众也可以在很短时间内学会一些简单的拉筋手法,用于家庭防病治病。另外,拉筋治疗疾病,可随手借助周围的东西进行操作,诸如桌子、门等。患者可在较少去医院的情况下康复,并避免了服用药物给机体带来的损害和不良反应。

4. 经济实用　拉筋的最大特点是不花钱或少花钱就能治好病。即使配用药物治疗,也多是常用的中草药,有的可以自己采集,大大减轻了患者的经济负担,节约了药材资源。对于一些慢性病患者来说,常常因为在疾病的长期治疗过程中花费巨额的费用和时间,因此拉筋又对其具有特殊的作用。

5. 安全无不良反应　拉筋通过肌肉拉伸或外力施术于人体特殊部位进行疾病治疗,该过程中可随时观察,及时变换手法或部位,只要掌握好其适应证和注意事项,一般不会出现任何不良反应。

四、适应证与禁忌证

(一)拉筋的适应证

拉筋治疗对临床各科疾病一般情况下都可应用,适应证广泛。同时具有预防疾病、保健养生和促进康复等方面的作用,应用就更加广泛。下面简要介绍可用拉筋手法治疗、辅助治疗或保健康复的临床各科、各系统疾病,供开展拉筋治疗参考。

1. 内科

(1)呼吸系统:感冒、咳嗽、哮喘、中暑、肺炎、肺胀、肺痨。

(2)消化系统:泄泻、胃脘痛、痞满、胃下垂、胁痛、腹痛、呕吐、便秘、痢疾、呃逆、反胃、百合病。

(3)神经系统:头痛、三叉神经痛、癫痫、卒中后遗症、面神经麻痹、面肌痉挛、重症肌无力、神经衰弱等。

(4)循环系统:心悸、眩晕、不寐、多寐、健忘。

(5)泌尿系统:水肿、淋证、癃闭、阳痿、遗精、白浊。

(6)内分泌系统:消渴、单纯性肥胖等。

2. 外科　落枕、颈椎病、肩周炎、颈肩肌筋膜炎(纤维织炎)、肱骨外上髁炎、急性腰扭伤、腰肌劳损、腰椎间盘突出、梨状肌综合征、坐骨神经痛、股外侧皮神经炎、类风湿关节炎、膝关节疼痛、足跟痛、痔疮、脱肛、强直性脊柱炎、肠梗阻、血栓闭塞性脉管炎、阑尾炎(初期)、急性乳腺炎、乳腺囊性增生病、肋软骨炎、疖病。

3. 妇科　痛经、闭经、月经不调、绝经期综合征、功能性子宫出血、外阴瘙痒、妊娠剧吐、产后腹痛、子宫脱垂、带下病、产后缺乳、产后发热、产后尿潴留、产后大便难。

4. 儿科　小儿泄泻、小儿厌食、遗尿、小儿夜啼、小儿发热、小儿咳嗽、百日咳、小儿麻疹、流行性腮腺炎。

5. 皮肤科　白癜风、湿疹、痤疮、银屑病、荨麻疹、酒渣鼻、丹毒、神经性皮炎、带状疱疹、斑秃、黄褐斑、脂溢性皮炎、玫瑰糠疹、皮肤瘙痒症、虫蛇咬伤等。

6. 五官科　近视、远视、白内障、细菌性结膜炎、沙眼、巩膜炎、视神经萎缩、睑腺炎、青光眼、溢泪症、耳鸣、慢性鼻炎、过敏性鼻炎、鼻窦炎、鼻出血、急性咽炎、扁桃体炎、牙痛、口疮、白塞病、颞下颌关节紊乱等。

(二)拉筋的禁忌证

拉筋治疗虽然适应证广,操作简单,但凡有下列情况(或疾病)之一者,应当禁用或慎用拉筋治疗。

1. 全身剧烈抽搐或癫痫正在发作的患者,不宜拉筋治疗。

2. 患者精神失常、精神病发作期不适宜进行拉筋治疗。

3. 严重器质性病变患者、久病体弱、妇女妊娠期和月经期、婴幼儿,不适宜拉筋治疗。

4. 有活动病灶,有出血倾向,如过敏性紫癜、血小板减少性紫癜、血友病白血病、毛细血管试验阳性者,不适宜施用拉筋治疗。

5. 患有广泛的皮肤病或者皮肤有严重过敏者,不适宜拉筋治疗。

6. 急性传染病、恶性变肢及部位、各种化脓性感染疾病的局部,如骨髓炎、骨结核、恶性肿瘤,不能施用拉筋治疗。

7. 妇女怀孕期间的腰骶部和下腹部、乳头部不能施用拉筋治疗,以免流产。

8. 患者患有心脏病出现心力衰竭者、患有肾疾病出现肾衰竭者、患有肝疾病出现肝硬化腹水、全身浮肿者,不适应选用拉筋治疗。

9. 在需要拉筋治疗的局部有皮肤病者或开放性创伤者,不适宜施用拉筋治疗。

拉筋治疗的适应证并不是绝对的,与其他疗法配合应用,亦有与其他疗法相适应病症。但在临床应用时,以上情况要尽量避免使用,必须选用时,也应慎重。

五、注 意 事 项

拉筋疗法在临床上运用中虽然对很多疾病都有良好的治疗效果,但也可能由于施术不当等原因而出现一些不良反应,所以在操作过程中必须注意以下几个问题。

1. 精力要集中　在拉筋过程中,要集中精力。操作者要全神贯注,做到手随意动,功从手出,同时还要密切注意患者对肌肉拉伸及理筋时的反应(如面部的表情变化,肌肉的紧张度以及对被动运动的抵抗程度等),以随时调整手法力度及方式,避免增加患者的痛苦和不必要的人为损伤。

2. 体位要适当　拉筋操作时,要选择好恰当的体位。对患者而言,宜选择感觉舒适、肌肉放松,既能维持较长时间,又有利于操作的体位。对操作者来说,宜选择一个拉伸方便,力量发挥得当的操作体位,同时也要做到意到、身到、手到,步法随拉筋相应变化。在整个操作过程中,操作者身体各部动作要协调一致。

3. 肌肉拉伸方法及理筋手法要选择得当　目前常用的肌肉拉伸方法及理筋手法种类繁多,变化多端。有文字记载的肌肉拉伸方法和基本理筋手法各有 100 多种,其他有 400 多种。在治疗过程中运用什么手法,就好比用药处方一样,应视疾病的性质、病变的部位,辨证辨病而定。

4. 力量要适宜　手法操作必须具备一定的力量,以达到一定的刺激强度,才能产生治疗作用。临床上要掌握适宜的刺激强度。首先要了解与刺激强度有关的因素,操作手法刺激的强度常与患者肌肉部位、手法的压力、着力面积、受力的方式以及操作时间有关。实际操作时应将这些因素与患者的实际情况相结合,综合选择。

5. 时间要灵活 拉筋治疗时间最好能避免饭后、空腹及疲劳时;操作时间长短,要根据患者的病情、体质、所应用的手法来确定。对内科、妇科疾病可适当增加一些时间,同时还要注意病变部位的大小。

6. 操作要卫生 操作者应注意清洁卫生,修剪指甲,手上不得佩戴戒指及其他装饰品,以免擦伤患者的皮肤和影响治疗,天气冷时双手要保暖,以免凉手触及皮肤而引起肌肉痉挛。

第2章　　拉筋的理论基础

拉筋是将肌肉拉伸方法与中国传统经筋疗法结合在一起,根据病情,采取相应部位的肌肉拉伸及经筋治疗,进行针对性的、规范化的、符合组织生物力学的手法操作,从而达到治疗疾病的目的。拉筋的理论基础包括中医理论基础及西医理论基础,中医理论基础主要为经络学说理论,西医理论基础主要为骨骼肌肌肉解剖理论及肌筋膜链理论。

第一节　经络学说

经络是人类的一种奇特的生命结构,是运行气血、联系脏腑和体表及全身各部的通道,具有联系脏腑、沟通内外,运行气血、营养全身,抗御病邪、保卫机体的功能,是人体功能的调控系统。经络学说也是针灸、按摩、气功、推拿、刮痧、拔罐等的基础,是中医学的重要组成部分。经络系统由经脉和络脉组成,其中经脉包括十二经脉、奇经八脉,以及附属于十二经脉的十二经别、十二经筋、十二皮部;络脉包括十五络脉和难以计数的浮络、孙络等。

一、常用穴位介绍

(一)上肢部常用穴位

合谷

【取法】　拇、示两指张开,以另一手的拇指关节横纹放在虎口上,当虎口与第1、2掌骨结合部连线的中点;拇、示指合拢,在肌肉的最高处取穴(图2-1-1)。

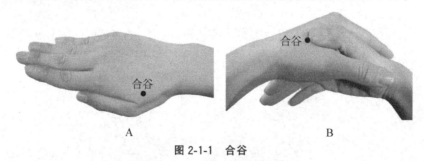

A　　　　　　　　　　　　　　B

图 2-1-1　合谷

手三里

【取法】 屈肘取穴。屈肘作置,取手阳明经经穴,手三里即在肘端(肱骨外髁)下3寸处(图2-1-2)。

曲池

【取法】 屈肘成直角,当肘弯横纹尽头处;屈肘,于尺泽与肱骨外上髁上连线的中点处取穴(图2-1-2)。

内关

【取法】 伸臂仰掌,于掌后第一横纹正中(大陵)直上2寸,当掌长肌腱与桡侧腕屈肌腱之间处取穴(图2-1-3)。

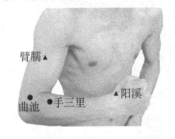

图2-1-2 手三里、曲池

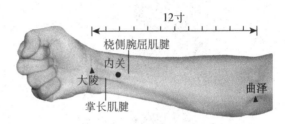

图2-1-3 内关

外关

【取法】 伸臂俯掌,于腕背横纹中点直上2寸,尺、桡骨之间、与内关穴相对处取穴(图2-1-4)。

落枕

【取法】 手背侧,第2、3掌指关节之间向上0.5寸凹陷处(图2-1-5)。

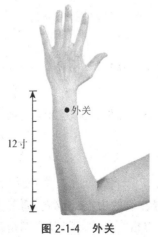

图2-1-4 外关

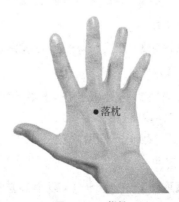

图2-1-5 落枕

(二)下肢部常用穴位

足三里

【取法】 ①正坐屈膝,于外膝眼(犊鼻)直下一夫(3寸),距离胫骨前嵴一横指处取穴(图2-1-6)。②正坐屈膝,用手从膝盖正中往下摸取胫骨粗隆。在胫骨粗隆外下缘直下1寸处是穴。

三阴交

【取法】 正坐或仰卧,内踝尖直上4横指(一夫)处,胫骨内侧面后缘取穴(图2-1-7)。

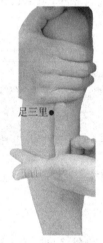

图2-1-6 足三里

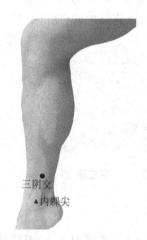

图2-1-7 三阴交

(三)头面部常用穴位

太阳

【取法】 眉梢与目外眦连线向外约1横指,按之凹陷处(图2-1-8)。

百会

【取法】 正坐位,于前、后发际连线中点向前1寸处是穴(图2-1-9)。

风池

【取法】 正坐或俯伏,于项后枕骨下两侧凹陷处,当斜方肌上部与胸锁乳突肌上端之间取穴(图2-1-10)。

(四)躯干部常用穴位

肩井

【取法】 正坐,于C$_7$棘突高点至锁骨肩峰端连线的中点处取穴,向下直对乳头;医师以手掌后第一横纹按在患者肩胛冈下缘,拇指按在C$_7$下,其余四指并拢按

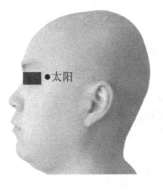

图 2-1-8　太阳

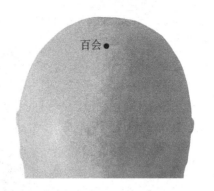

图 2-1-9　百会

在肩上,示指靠于颈部,中指屈曲,中指尖处是穴(图 2-1-11)。

肺俞

【标准定位】　在背部,当 T_3 棘突下,旁开 1.5 寸(图 2-1-12)。

脾俞

【标准定位】　在背部,当 T_{11} 棘突下旁开 1.5 寸处(图 2-1-13)。

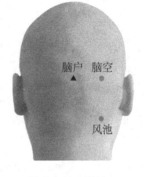

图 2-1-10　风池

胃俞

【标准定位】　在背部,当 T_{12} 棘突下,旁开 1.5 寸处(图 2-1-13)。

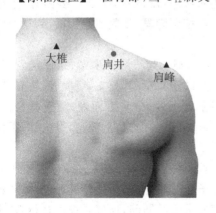

图 2-1-11　肩井

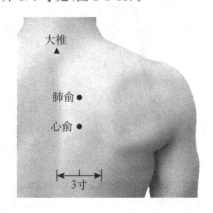

图 2-1-12　肺俞

13

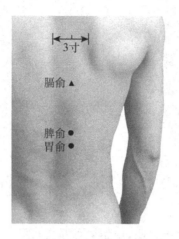

图 2-1-13　脾俞、胃俞

二、十二经筋

十二经筋是属于十二经脉的筋肉系统,是经脉系统在肢体外周的连属部分,是十二经脉之气结聚散络于筋肉间,相互关联的循行体系,起着联系四肢百骸,主司关节运动的作用,并受十二经脉的调节。十二经筋由手足三阴三阳的经筋所组成。

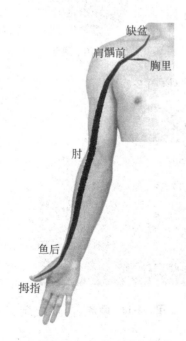

图 2-1-14　手太阴经筋

1. 手太阴经筋　起于手拇指上,结于鱼际后,行于寸口动脉外侧,上沿前臂,结于肘中;再向上沿上臂内侧,进入腋下,出缺盆,结于肩髃前方,上面结于缺盆,下面结于胸里,分散通过膈部,到达季胁(图 2-1-14)。

2. 手阳明经筋　起于示指末端,结于腕背,向上沿前臂外侧,结于肩髃;其分支,绕肩胛,挟脊旁;直行者,从肩髃部上颈;分支上面颊,结于鼻旁;直行向上沿手太阳经筋的前方,上额角,络头部,下向对侧下额(图 2-1-15)。

3. 足阳明经筋　起于第二、三、四趾,结于足背;斜向外上盖于腓骨,上结于膝外侧,直上结于髀枢(大转子部),向上沿胁肋,连属脊椎。直行者,上沿胫骨,结于膝部。分支结于腓骨部,并合足少阳的经筋。直行者,沿伏兔向上,结于股骨前,聚集于阴部,向上分布于腹部,结于缺盆,上颈部,挟口旁,会合于鼻旁,上方合于足太阳经筋——太阳为"目上网"(下睑)。其中分支从面颊结于耳前(图 2-1-16)。

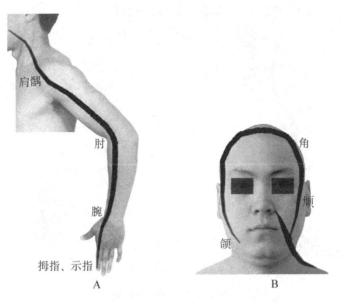

图 2-1-15 手阳明经筋

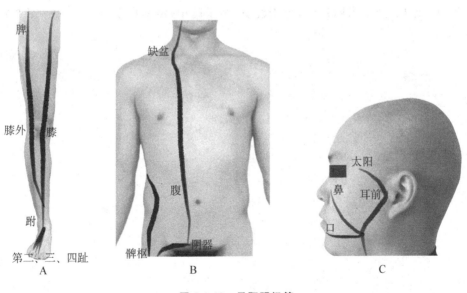

图 2-1-16 足阳明经筋

4. 足太阴经筋　起于蹈趾内侧端,向上结于内踝;直行者,络于膝内辅骨(胫骨内踝部),向上沿大腿内侧,结于股骨前,聚集于阴部,上向腹部,结于脐,沿腹内,结于肋骨,散布于胸中;其在里的,附着于脊椎(图 2-1-17)。

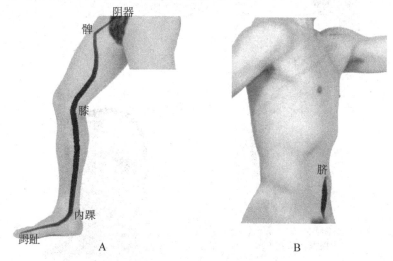

图 2-1-17　足太阴经筋

5. 手少阴经筋　起于手小指内侧,结于腕后锐骨(豆骨),向上结于肘内侧,再向上进入腋内,交手太阴经筋,行于乳里,结于胸中,沿膈向下,系于脐部(图 2-1-18)。

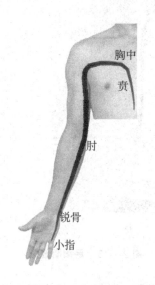

图 2-1-18　手少阴经筋

6. **手太阳经筋** 起于手小指上边,结于腕背,向上沿前臂内侧缘,结于肘内锐骨(肱骨内上髁)的后面,进入并结于腋下,其分支向后走腋后侧缘,向上绕肩胛,沿颈旁出走足太阳经筋的前方,结于耳后乳突;分支进入耳中;直行者,出耳上,向下结于下额,上方连属目外眦。还有一条支筋从颔部分出,上下颔角部,沿耳前,连属目不暇接外眦、上额,结于额角(图2-1-19)。

7. **足太阳经筋** 起于小趾,向上结于外踝,斜上结于膝部,在下者沿外踝结于足跟,向上沿跟腱结于腘部,其分支结于小腿肚(腨外),上向腘内则,与腘部另支合并上行结于臀部,向上挟脊到达项部;分支入结入舌根;直行者结于枕骨,上行至头顶,从额部下,结于鼻;分支形成"目上网"(即上睑),向下结于鼻旁,背部的分支从腋行外侧结于肩髃;一支进入腋下,向上出缺盆,上方结于耳行乳突(完骨)。又有分支从缺盆出,斜上结于鼻旁(图2-1-20)。

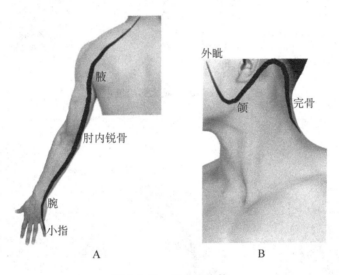

图 2-1-19 手太阳经筋

8. **足少阴经筋** 起于小趾的下边,同足太阳经筋并斜行内踝下方,结于足跟,与足太阳经筋会合,向上结于胫骨内踝下,同足太阴经筋一起向上,沿大腿内侧,结于阴部,沿脊里,挟脊,向上至项,结于枕骨,与足太阳经会合(图2-1-21)。

9. **手厥阴经筋** 起于中指,与手太阴经筋并行,结于肘内侧,上经上臂内侧,结于腋下,向下散布于胁的前后;其分支进入腋内,散布于胸中,结于膈(图2-1-22)。

10. **手少阳经筋** 起于环指末端,结于腕背,向上沿前臂结于肘部,上绕上臂外侧缘上肩,走向颈部,合于手太阳经筋。其分支当下额角处进入,联系舌根;另一支从下颔角上行,沿耳前,连属目眦、上额,结于额角(图2-1-23)。

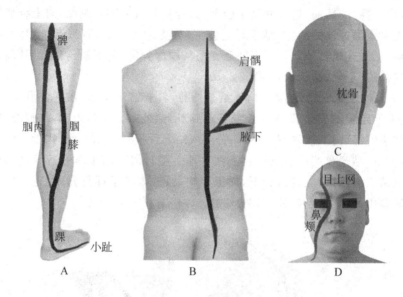

图 2-1-20　足太阳经筋

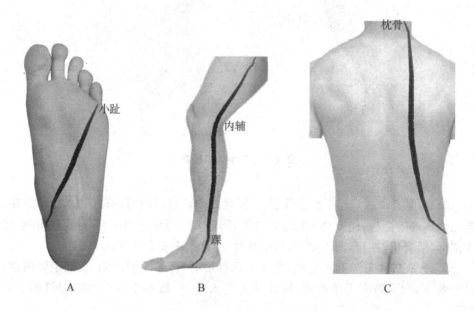

图 2-1-21　足少阴经筋

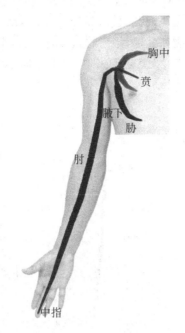

图 2-1-22　手厥阴经筋

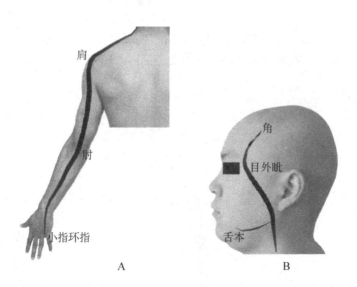

A

B

图 2-1-23　手少阳经筋

11. 足少阳经筋　起于第四趾,向上结于外踝,上行沿胫外侧缘,结于膝外侧;其分支起于腓骨部。上走大腿外侧,前边结于"伏兔",后边结于骶部。直行者,经季肋,上走腋前缘,系于胸侧和乳部,结于缺盆。直行者,上出腋部,通过缺盆,行于太阳筋的前方,沿耳后,上额角,交会于头顶,向下走向下颌,上结于鼻旁。分支结于目外眦,成"外维"(图 2-1-24)。

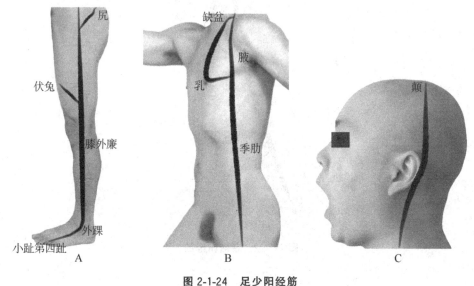

尻
缺盆
腋
乳
伏兔
颅
膝外廉
季肋
外踝
小趾第四趾　A
B
C

图 2-1-24　足少阳经筋

12. 足厥阴经筋　起于踇趾上边向上结于内踝之前。沿胫骨向上结于胫骨内踝之上,向上沿大腿内侧,结于阴部,联络各经筋(图 2-1-25)。

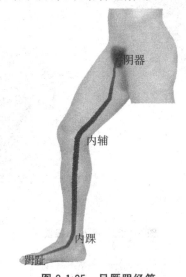

阴器
内辅
内踝
踇趾

图 2-1-25　足厥阴经筋

第二节　骨骼肌肌肉解剖

　　筋在现代解剖学中为肌肉、韧带、筋膜等组织；因此，拉筋的主要内容即为肌肉的拉伸，要熟练掌握肌肉拉伸方法，首先需要了解人体的骨骼肌肌肉构成。

一、颈项部肌肉

　　头颈部肌肉主要包括斜方肌、头夹肌、颈夹肌、头半棘肌、颈半棘肌、头后小直肌、头后大直肌、头下斜肌、头上斜肌、多裂肌、回旋肌、胸锁乳突肌、前斜角肌、中斜角肌、后斜角肌、肩胛提肌。肌肉起止点及作用见表 2-2-1，图 2-2-1。

表 2-2-1　颈项部肌肉

层次和名称	起点	止点	作用
斜方肌	枕外隆凸，项韧带、$T_1 \sim T_{12}$胸椎棘突	肩胛冈、肩峰、锁骨外侧 1/3	使肩胛骨上提、下降、向脊柱靠拢；使肩关节内收、旋内、后伸
头夹肌	$C_3 \sim T_3$ 棘突	乳突和胸锁乳突肌的附着处	参与头转向同侧、后仰
颈夹肌	$T_3 \sim T_6$ 棘突	向上附着于 1、2 或 1、2、3 颈椎横突后结节	
头半棘肌	枕骨上下项线之间	$C_4 \sim C_6$ 关节突以及 $T_1 \sim T_6$ 横突	参与脊柱转向对侧和后伸
颈半棘肌	$C_2 \sim C_5$ 棘突	$T_1 \sim T_6$ 的横突	
头后小直肌	寰椎后弓结节	枕骨下项线的内侧半	参与头转向同侧和后仰
头后大直肌	枢椎棘突	枕骨下项线的外侧半	
头下斜肌	枢椎棘突	寰椎横突	
头上斜肌	寰椎横突	枕骨上下项线之间	
多裂肌	棘突	$C_4 \sim C_7$ 关节突	参与脊柱转向对侧和后伸
回旋肌	横突	椎板	
胸锁乳突肌	乳突、枕骨上项线外侧半	胸骨柄、锁骨的胸骨头	参与头转向对侧和后伸，并使头侧屈
前斜角肌	$C_3 \sim C_6$ 横突前结节	前斜角肌结节	颈侧屈，侧旋，前屈，上提 1、2 肋
中斜角肌	$C_2 \sim C_7$ 横突后结节	第一肋上面	
后斜角肌	C_6、C_7 横突后结节	第二肋外面	
肩胛提肌	$C_1 \sim C_4$ 的横突后结节	肩胛上角内缘	使肩胛骨上提和下回旋

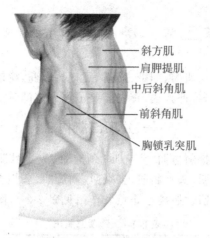

斜方肌
肩胛提肌
中后斜角肌
前斜角肌
胸锁乳突肌

图 2-2-1　颈项部肌肉

二、胸背部肌肉

胸背部肌肉主要包括胸大肌、胸小肌、背阔肌、小菱形肌、大菱形肌、上后锯肌、下后锯肌、前锯肌、竖脊肌、髂肌、腰大肌、腰方肌。肌肉起止点及作用见表 2-2-2 及图 2-2-2 和图 2-2-3。

表 2-2-2　胸背部肌肉及其作用

	名称	起点	止点	作用
胸部	胸大肌	锁骨内侧端、胸骨、第 1~6 肋软骨、腹外斜肌部分腱膜	肱骨大结节嵴	使肱骨内收和旋内
	胸小肌	第 3~5 肋骨	喙突根部	拉肩胛骨向前下方
肩部	冈上肌	冈上窝内侧 2/3	肱骨大结节上面	使上肢外展
	冈下肌	冈下窝内侧 2/3	肱骨大结节后中央关节面	使上肢旋外、内收和后伸
	小圆肌	肩胛骨腋缘上 2/3	肱骨大结节后下切迹	两者协同使上臂外旋并内收
	大圆肌	肩胛骨腋缘下 1/3	结节间沟	
	肩胛下肌	整个肩胛下窝	肱骨小结节	使肩胛关节内收和旋内

名称		起点	止点	作用
背部	背阔肌	下6个胸椎和所有腰椎的棘突、骶骨、髂嵴后部	肱骨小结节嵴	肩关节内收、旋内和后伸
	小菱形肌	项韧带和 C_7、T_1 棘突	肩胛上角	使肩胛骨向脊柱靠拢并上提
	大菱形肌	$T_2 \sim T_5$ 棘突	肩胛骨脊柱缘	
	上后锯肌	$C_6 \sim T_2(T_3)$ 背筋膜	第2~5肋的头侧缘	上提肋骨助吸气
	下后锯肌	$T_{11} \sim T_{12}$ 棘突及 $L_1 \sim L_2$ 腰棘突	下4肋肋角外面	下拉肋骨向后,并固定肋骨,协助膈的吸气运动
	前锯肌	第1~8或第9肋	肩胛骨的脊柱缘	紧贴胸廓,上肢上举,提肋助吸气
	竖脊肌 棘肌	腰椎棘突、骶骨背面、髂嵴	棘突	参与脊柱向同侧侧屈和后伸
	竖脊肌 最长肌		横突及其附近肋骨	
	竖脊肌 髂肋肌		肋角	
腰部	髂肌	髂骨翼内面(髂窝)	股骨小转子	髋关节前屈
	腰大肌	$T_{12} \sim L_5$ 横突、椎体侧面、椎间盘	股骨小转子	髋关节前屈、旋外
	腰方肌	第12肋和上3个腰椎横突	髂嵴内侧和 L_5 横突	下降肋骨,使脊柱侧屈

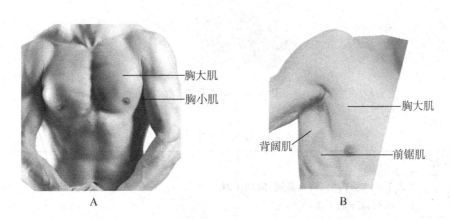

图 2-2-2　胸部肌肉

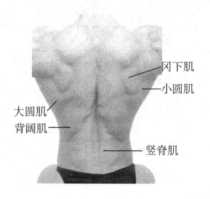

图 2-2-3　背部肌肉

冈下肌
小圆肌
大圆肌
背阔肌
竖脊肌

三、腹 部 肌 肉

腹部肌肉主要包括腹横肌、腹内斜肌、腹外斜肌、腹直肌。肌肉起止点及作用见表 2-2-3 和图 2-2-4。

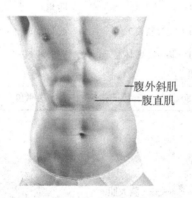

腹外斜肌
腹直肌

图 2-2-4　腹部肌肉

表 2-2-3　腹部肌肉及其作用

名称	起点	止点	作用
腹横肌	第 7～12 肋内面、胸腰筋膜、腹股沟韧带外侧 1/3	腹白线	脊柱前屈
腹内斜肌	胸腰筋膜、髂嵴、腹股沟韧带外侧	第 10～12 肋下缘、腹白线	脊柱前屈旋转躯干
腹外斜肌	第 5～12 肋外面	腹白线、髂嵴、腹股沟韧带、耻骨结节	
腹直肌	耻骨上缘	第 5～7 肋软骨、胸骨剑突	

四、上肢肌肉

上肢肌肉包括三角肌、喙肱肌、肱肌、肱二头肌、肱三头肌、肱桡肌、旋前圆肌、桡侧腕屈肌、掌长肌、尺侧腕屈肌、桡侧腕长伸肌等。肌肉起止点及作用见表 2-2-4 和图 2-2-5。

表 2-2-4 上肢肌肉及其作用

名称	起点		止点	作用
三角肌	锁骨外侧 1/3，肩峰，肩胛冈外部		三角肌粗隆	外展肩关节 前部前屈并旋内肩关节 后部后伸并略旋外
喙肱肌	喙突尖端		肱骨干中点稍近端的内表面	屈、内收肩关节
肱肌	肱骨干远端 1/2 的前面和内外肌间隔		尺骨喙突	屈肘
肱二头肌	长头	肩胛骨关节盂上缘	桡骨粗隆	屈肘 长头协助屈肩关节，已旋前的前臂做旋后动作
	短头	喙突		
肱三头肌	长头	肩胛骨盂下唇	尺骨鹰嘴	伸肘 长头使臂后伸
	内侧头	内侧远端，肱骨后桡神经沟内下方		
	外侧头	外侧近端，肱骨后桡神经沟外下方		
旋前圆肌	肱骨内上髁 尺骨冠突内侧 尺骨近端		桡骨中点外侧内表面	前臂旋前
桡侧腕屈肌	肱骨内上髁		第二掌骨底	屈腕
肱桡肌	肱骨外上髁		桡骨茎突	屈肘
掌长肌	肱骨内上髁		掌腱膜	屈腕
尺侧腕屈肌	肱骨内上髁		豌豆骨	屈腕
桡侧腕长伸肌	肱骨外上髁嵴		第 2 掌骨底	伸腕、展腕
桡侧腕短伸肌	肱骨外上髁		第 3 掌骨底	
尺侧腕伸肌	肱骨外上髁及尺骨缘		第 5 掌骨底	伸腕

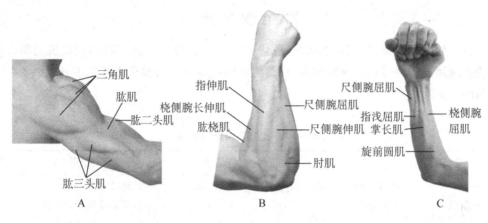

图 2-2-5　上肢肌肉

五、下肢肌肉

下肢肌肉主要包括臀大肌、臀中肌、臀小肌、股方肌、梨状肌、股四头肌、阔筋膜张肌、缝匠肌、股薄肌、长收肌、短收肌、股二头肌、半腱肌、半膜肌、胫骨前肌、腓骨长肌、腓骨短肌、腓肠肌、比目鱼肌。肌肉起止点及作用见表 2-2-5、图 2-2-6。

表 2-2-5　下肢肌肉

名称	起点	止点	作用
臀大肌	髂骨翼外面,骶、尾骨背侧面及骶结节韧带	臀肌粗隆和髂胫束	后伸下肢、抗重力肌
臀中肌	髂骨翼外面	股骨大转子	外展、内旋下肢
臀小肌	臀前线以下,髋白以上的骨面	股骨大转子	外展下肢
股方肌	坐骨结节外侧	股骨转子间嵴	外旋下肢
梨状肌	骶骨前面和骶前孔外侧	股骨大转子	外旋下肢
股四头肌	髂前下棘、股骨粗线内侧唇、股骨体前面、股骨粗线外侧唇	胫骨粗隆	前屈、伸膝
阔筋膜张肌	髂前上棘	移行为髂胫束,止于胫骨外侧髁	外展下肢
缝匠肌	髂前上棘	胫骨粗隆内侧面	前屈、外旋下肢

名称	起点	止点	作用
股薄肌	耻骨下支	胫骨上端的内侧面	内收、屈膝
长收肌	耻骨结节	股骨粗线内侧唇中部	内收下肢
短收肌	耻骨结节	股骨粗线内侧唇中上部	内收下肢
股二头肌	坐骨结节、股骨粗线外侧唇	腓骨头	后伸、屈膝（外旋）
半腱肌	坐骨结节	胫骨上端内侧	后伸、屈膝
半膜肌	坐骨结节	胫骨内侧髁后面	后伸、屈膝
胫骨前肌	胫骨体外侧面上 1/2	内侧楔骨和第 1 跖骨底	背屈、内翻踝关节
腓骨长肌	腓骨外侧面的上方	内侧楔骨和第 1 跖骨底	外翻踝关节
腓骨短肌	腓骨外侧面的下方	第 5 跖骨底	外翻踝关节
腓肠肌	股骨内、外侧髁的后部	跟结节	屈膝、跖屈踝关节
比目鱼肌	胫腓骨后面的上部	跟结节	跖屈踝关节

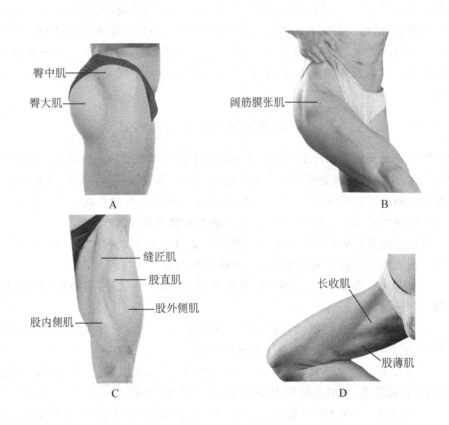

A

臀中肌

臀大肌

B

阔筋膜张肌

C

缝匠肌

股直肌

股外侧肌

股内侧肌

D

长收肌

股薄肌

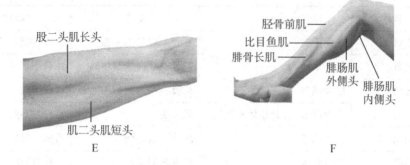

图 2-2-6　下肢肌肉

第三节　肌筋膜链理论

筋膜遍布全身,分为浅层筋膜、中层筋膜和深层筋膜三种。浅筋膜位于皮下,又称皮下筋膜,由疏松结缔组织构成,其内含有脂肪、浅静脉、皮神经及浅淋巴结和淋巴管等;中层筋膜指包裹肌肉的筋膜;深筋膜位于浅筋膜深面,又称固有筋膜,由致密结缔组织构成,遍于全身且互相连续,包被肌或肌群、腺体、大血管和神经等形成筋膜鞘。本节所阐述的肌筋膜链中的肌筋膜即为中层筋膜和包被肌肉的深筋膜。

一、肌筋膜链理论基本内容

肌筋膜链理论是国外学者研究出来的关于人体肌筋膜的一种理论。肌筋膜链理论认为,由人体一些纵横穿行于全身结缔组织的薄膜和线条形成的肌筋膜经线,统筹人体肌肉进行协同工作,并对整体的连续性有着重要的作用。近几年来该理论已经指导实践运用,并且在物理康复领域中取得了明显的疗效。

肌筋膜链理论的核心内容为肌筋膜组织相互连接而成的 7 条"肌筋膜经线",这些经线的轨迹和包含的肌肉、韧带、筋膜等组织如下。

1. 后表线　帽状腱膜,竖脊肌,腰骶部筋膜,骶结节韧带,腘绳肌,腓肠肌,足底筋膜和趾短屈肌。

2. 前表线　头皮筋膜,胸锁乳突肌,胸骨肌,腹直肌,股四头肌,髌下韧带,趾短伸肌,趾长伸肌,胫骨前肌,小腿前侧肌间隔。

3. 体侧线　头夹肌,胸锁乳突肌,肋间外肌,肋间内肌,腹外斜肌,臀大肌,阔筋膜张肌,髂胫束,腓骨头前韧带,腓骨肌,小腿外侧间隔。

4. 螺旋线　头夹肌,颈夹肌,大小菱形肌,前锯肌,腹外斜肌,腹肌腱膜,腹内斜肌,阔筋膜张肌,髂胫束,胫骨前肌,腓骨长肌,股二头肌,骶结节韧带,腰骶筋膜。

5. 手臂线 ①手臂前深线:胸小肌,胸锁筋膜,肱二头肌,桡骨骨膜,桡侧副韧带,大鱼际肌群。②手臂前表线:胸大肌,背阔肌,内侧肌间隔,屈肌群,腕管;手臂后深线:菱形肌,肩胛提肌,冈上肌,冈下肌,小圆肌,肩胛下肌,肱三头肌,尺骨骨膜筋膜,尺侧副韧带,小鱼际肌群。③手臂后表线:斜方肌,三角肌,外侧肌间隔,伸肌群。

6. 功能线 ①后功能线:背阔肌,腰背筋膜,骶筋膜,臀大肌,股外侧肌,髌下韧带。②前功能线:胸大肌下缘,腹直肌,内收肌。③同侧功能线:背阔肌,腹外斜肌,缝匠肌。

7. 前深线 胫骨后肌,腘肌筋膜,膝关节囊,后侧肌间隔,盆底筋膜,骶筋膜,短收肌,髂腰肌等。

二、肌筋膜链理论的特点

肌筋膜链理论首先是由外国手法治疗师提出,随后由其学生通过解剖手段得到证实,在实践中得到验证治疗有效的治疗方法。肌筋膜链理论相比于传统的筋膜知识有独特的观点。

1. 对传统的肌肉解剖理念提出挑战 在传统的解剖理念中,每一条肌肉都有固定的起止点。但实际上在解剖中发现,肌肉只有一部分起于或止于骨膜,还有一部分是以筋膜的形式与相邻的特定肌肉相连。肌筋膜链理论将肌肉、骨骼、筋膜、韧带视为一个整体,从整体功能上研究肌筋膜链起止点,使我们从另一个角度更好地去学习肌肉解剖学知识,为更好地认识肌肉的位置及功能提供便利。

2. 解释和分析了人体肌肉的代偿规律 代偿是指某些器官因疾病受损后,机体调动未受损部分和有关的器官、组织或细胞来替代或补偿其代谢和功能,使机体重新建立新的平衡的过程。它会使人们在特殊环境下完成不容易完成的任务,但同时也造成了人体的某些组织过度的使用。从运动角度看容易造成过度疲劳,例如,酸痛、劳损、筋膜炎、骨赘的产生等,这就是代偿的几种表现形式。肌筋膜链理论提出了 10 类,共 20 条肌筋膜链。它就像地图一样,我们可以循着它指引的路径来找到代偿的引发原因,从而从根本上解决疼痛、劳损等问题。

3. 提高人体柔韧度及关节活动范围 当我们进行肌肉拉伸的时候,其实很多情况下都没有拉伸到肌肉真正的终点位置,因为肌肉中的肌梭会预先收紧一部分的肌纤维,不让这些肌纤维充分的伸展开,所以在拉伸时其实只有不本分较短的肌纤维是被拉伸的,还有一部分是还处于松弛状态的。通过肌筋膜链理论能掌握更全面的拉伸技术,提高柔韧度及关节活动范围。

4. 提高肌肉的力量 肌筋膜松解后,该区域内的新陈代谢会更加通畅和旺盛,对提高力量会有一定的帮助;肌筋膜松解后关节周围的肌张力更加均衡,关节会处于更佳的位置上,发力的生物力学效果会更好;镶嵌在肌筋膜间的神经传导性会更强,发放的神经冲动会更充分,募集的肌纤维会更多,从而有更大的收缩力量。

5. 迅速缓解疼痛　通过有效的拉伸松解粘连的肌筋膜,能够迅速缓解由肌筋膜粘连导致的疼痛和肌肉劳损等。

三、肌筋膜链理论的作用

根据肌筋膜链理论的特点,我们就可以总结出它在临床中特别是运动医学的应用。

1. 预防运动损伤　肌筋膜链理论解释和分析了人体肌肉的代偿规律,并告诉人们造成损伤的代偿模式是什么,如果在造成损伤之前将代偿模式纠正,就能防止更严重后果的发生。

2. 缓解疼痛　通过多种手法拉伸及松解筋膜,解决筋膜粘连,从而缓解疼痛。

3. 增强力量　通过手法拉伸松解肌筋膜,可以使区域内的新陈代谢更加通畅和旺盛,改善肌筋膜之间间液的液化程度,减小摩擦力,增强用力效果;肌筋膜的松解还可以使关节周围的肌张力更加均衡,使关节处于更佳的位置,从而发挥出更好的生物力学效果;通过松解肌筋膜还可以帮助提高嵌在肌筋膜间的神经的传导性,从而使发放的神经冲动更充分,募集的肌纤维更多,使肌肉具有更大的收缩力量。

第3章　拉筋操作方法

第一节　肌肉拉伸方法

按照人体肌肉分布,我们将肌肉拉伸方法分为颈项部肌肉拉伸方法、胸部肌肉拉伸方法、腹部拉伸方法、腰背部拉伸方法、上肢肌肉拉伸方法和下肢肌肉拉伸方法。

一、颈项部肌肉拉伸方法

颈项部肌肉主要包括斜方肌、头夹肌、颈夹肌、头半棘肌、颈半棘肌、头后小直肌、头后大直肌、头下斜肌、头上斜肌、多裂肌、回旋肌、胸锁乳突肌、前斜角肌、中斜角肌、后斜角肌、肩胛提肌。本章主要介绍斜方肌、胸锁乳突肌、肩胛提肌、斜角肌、头夹肌和头半棘肌的拉伸方法。

(一)斜方肌拉伸

【解剖基础】　斜方肌起于枕外隆凸、项韧带、T_1~T_{12}棘突,止于肩胛冈、肩峰、锁骨外侧 1/3,其上部肌肉收缩能上提肩胛骨,下部肌肉收缩下降肩胛骨,全部肌肉收缩使肩胛骨向脊柱靠拢。

【拉伸方法】　患者取坐位,保持上半身直立,头部微微后仰,操作者立于患者右边,左手手肘压在患者的右侧肩峰处,另一手手掌置于患者头部颞侧,嘱咐患者缓慢深呼吸,当患者呼气时,将患者头部向对侧肩膀方向轻微发力压迫,达到最大限度,以患者能忍受为止,患者自由呼吸,保持 10s,连续进行 3 次拉伸,此为右侧斜方肌拉伸,左侧同样按照以上方式拉伸。患者头部后仰时重点拉伸的肌肉为斜方肌上部分肌肉,患者头部微微低头时则重点拉伸下半部肌肉,随着患者头部角度的变化,拉伸的感觉也发生变化。患者也可以按照以下方法进行自我拉伸:保持站立位,将头部从侧面靠向左肩,同时左手从身后抓住右臂,并斜着向下拉伸,保持轻松拉伸 5~10s,两侧分别做此动作(图 3-1-1)。

【拉伸技巧】　患者肢体保持放松,配合深呼吸进行拉伸;操作者置于患者肩峰处的手肘应适当用力压住,使拉伸过程中患者肩膀保持不动为宜。

【注意事项】　两侧斜方肌都应拉伸;拉伸过程中操作者缓慢发力,禁忌施以暴力或者突然发力,防止肌肉拉伤;老人及小孩拉伸时需谨慎,勿伤害到颈椎。

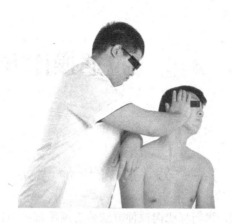

图 3-1-1　斜方肌拉伸

(二)胸锁乳突肌拉伸

【解剖基础】　胸锁乳突肌起于乳突、枕骨上项线外侧半,止于胸骨柄、锁骨的胸骨头,一侧肌肉收缩,使头向同侧屈,并转向对侧,两侧收缩使头后伸。

【拉伸方法】　患者取坐位,保持上半身直立,操作者立于患者右边,左手手肘压在患者的右侧肩峰处,另一手手掌置于患者头部颞侧,嘱咐患者缓慢深呼吸,当患者呼气时,将患者头部向对侧斜后方轻微发力压迫,达到最大限度,以患者能忍受为止,患者自由呼吸,保持10s,连续进行3次拉伸,此为右侧胸锁乳突肌拉伸,左侧同样按照以上方式拉伸。患者也可以按照以下方法进行自我拉伸:保持站立位或坐位,将左手扳住头部右侧,将头颈向左后方侧屈,达到最大限度,保持拉伸5～10s,两侧分别做此动作(图 3-1-2)。

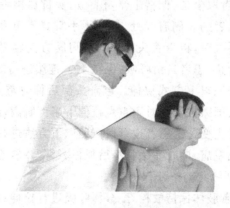

图 3-1-2　胸锁乳突肌拉伸

【拉伸技巧】 患者肢体保持放松,配合深呼吸进行拉伸;操作者置于患者肩峰处的手肘应适当用力压住,使拉伸过程中患者肩膀保持不动为宜。

【注意事项】 两侧胸锁乳突肌都应拉伸;拉伸过程中操作者缓慢发力,禁忌施以暴力或者突然发力,防止肌肉拉伤;老人及小孩拉伸时需谨慎,勿伤害到颈椎。

(三)肩胛提肌拉伸

【解剖基础】 肩胛提肌起于 $C_1 \sim C_4$ 横突后结节,止于肩胛上角内缘,一侧收缩使肩胛骨上提和下回旋,两侧收缩使头后仰。

【拉伸方法】 患者取坐位,保持上半身直立,先向前低头,然后向左侧转 45°,操作者立于患者右边,左手手肘压在患者的右侧肩峰处,另一手手掌置于患者头部后侧,嘱咐患者缓慢深呼吸,当患者呼气时,将患者头部向对侧斜下方轻微发力压迫,达到最大限度,以患者能忍受为止,患者自由呼吸,保持 10s,连续进行 3 次拉伸,此为右侧肩胛提肌拉伸,左侧同样按照以上方式拉伸。患者也可以按照以下方法进行自我拉伸:保持坐位,先向前低头,然后向左侧转 45°,左手屈曲,跨过头顶使手掌置于头部右后侧,左手发力斜向左下拉伸,保持轻松拉伸 5～10s,两侧分别做此动作(图 3-1-3)。

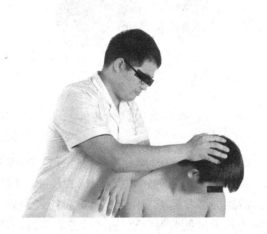

图 3-1-3 肩胛提肌拉伸

【拉伸技巧】 患者肢体保持放松,配合深呼吸进行拉伸;操作者置于患者肩峰处的手肘应适当用力压住,使拉伸过程中患者肩膀保持不动为宜。

【注意事项】 两侧肩胛提肌都应拉伸;拉伸过程中操作者缓慢发力,禁忌施以暴力或者突然发力,防止肌肉拉伤;老人及小孩拉伸时需谨慎,勿伤害到颈椎。

(四)斜角肌拉伸

【解剖基础】 斜角肌分为前斜角肌、中斜角肌、后斜角肌;前斜角肌起于 $C_3 \sim$

C_6 横突前结节,止于前斜角肌结节;中斜角肌起于 $C_2 \sim C_7$ 横突后结节,止于第 1 肋上面;后斜角肌起于 C_6、C_7 横突后结节,止于第 2 肋外面;一侧斜角肌收缩,使颈椎向同侧侧屈,向对侧旋转,双侧收缩,屈曲颈椎或提升第 1、第 2 肋骨。

【拉伸方法】 患者取坐位,嘱患者下巴内收,然后向左侧侧屈,同时向右侧旋转。操作者站在患者身后,同时左手固定头部,使让患者的头部紧贴自己身体,右手按压住胸廓顶,嘱咐患者缓慢深呼吸,当患者呼气时,将患者头部向左侧方轻微发力压迫,达到最大限度,以患者能忍受为止,患者自由呼吸,保持 10s,连续进行 3 次拉伸,此为右侧斜角肌拉伸,左侧同样按照以上方式拉伸。患者也可以按照以下方法进行自我拉伸:取坐位,一手手心压住头顶,头向一侧倾倒,尽量使面颊触及肩部,保持轻松拉伸 5～10s,两侧分别做此动作(图 3-1-4)。

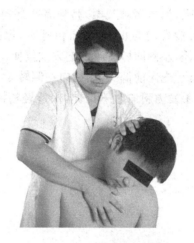

图 3-1-4　斜角肌拉伸

【拉伸技巧】 患者肢体保持放松,配合深呼吸进行拉伸;可根据头部旋转的角度拉伸不同斜角肌。如患者颈部左侧屈,然后头部右旋 45°,则为拉伸右侧前斜角肌;患者颈部左侧屈,然后头部左旋 45°,则为拉伸右侧后斜角肌;患者颈部右侧屈,然后头部左旋 45°,则为拉伸左侧前斜角肌;患者颈部右侧屈,然后头部右旋 45°,则为拉伸左侧后斜角肌。

【注意事项】 两侧斜角肌都应拉伸;拉伸过程中操作者缓慢发力,禁忌施以暴力或者突然发力,防止肌肉拉伤。

(五)头夹肌拉伸

【解剖基础】 头夹肌起于 $C_3 \sim T_3$ 棘突,止于乳突和胸锁乳突肌的附着处,单侧收缩使头向同侧旋转,双侧同时收缩使头后仰。

【拉伸方法】 患者取坐位,头颈部向左前方侧屈。操作者立于患者右边,左手手肘压在患者的右侧肩峰处,另一手手掌置于患者头部侧方,嘱咐患者缓慢深呼吸,当患者呼气时,将患者头部向对侧斜下方轻微发力压迫,达到最大限度,以患者能忍受为止,患者自由呼吸,保持10s,连续进行3次拉伸,此为右侧头夹肌拉伸,左侧同样按照以上方式拉伸。患者也可以按照以下方法进行自我拉伸:取坐位,左手扳住头部右侧,将头颈向左前方侧屈,达到最大限度,保持轻松拉伸5~10s,两侧分别做此动作(图3-1-5)。

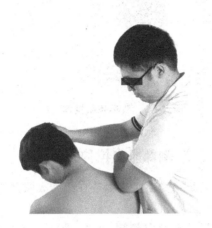

图 3-1-5　头夹肌拉伸

【拉伸技巧】 患者肢体保持放松,配合深呼吸进行拉伸。此方法同样可以对颈夹肌及斜方肌起到拉伸作用。

【注意事项】 拉伸过程中操作者缓慢发力,禁忌施以暴力或突然发力,防止肌肉拉伤。

(六)头半棘肌拉伸

【解剖基础】 头半棘肌起于枕骨上下项线之间,止于 C_4~C_6 关节突以及 T_1~T_6 横突,其肌肉收缩使脊柱转向对侧和后伸。

【拉伸方法】 患者取坐位,上半身保持直立,头部微微向侧方旋转。操作者立于患者后边,一手屈曲,以肘窝固定住患者下颌骨处,另一手手掌置于患者头部枕骨处,将患者头部固定;嘱咐患者缓慢深呼吸,当患者呼气时,两手同时发力将患者头部向直上方缓慢发力提升,达到最大限度后,患者自由呼吸,保持10s,连续进行3次拉伸(图3-1-6)。

【拉伸技巧】 患者肢体保持放松,配合深呼吸进行拉伸。此方法同样可以对颈半棘肌起到拉伸作用。

【注意事项】 拉伸过程中操作者缓慢发力,禁忌施以暴力或者突然发力,防止肌肉拉伤。老年人及小孩拉伸时需谨慎,勿伤害到颈椎。

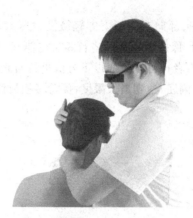

图 3-1-6　头半棘肌拉伸

二、胸部肌肉拉伸方法

胸部肌肉主要包括胸大肌及胸小肌。本节介绍胸大肌及胸小肌的拉伸方法。

(一)胸大肌拉伸

【解剖基础】　胸大肌起于锁骨内侧端、胸骨、第 1～6 肋软骨及腹外斜肌部分腱膜,止于肱骨大结节嵴,肌肉收缩时使肱骨内收和旋内。

【拉伸方法】　患者坐在凳子上,两手在头后交叉;操作者站在患者后方,左右手分别压在患者两侧肘关节屈曲处;嘱咐患者缓慢深呼吸,当患者呼气时,两手同时发力将患者手肘缓慢向后压,达到最大限度后,患者自由呼吸,保持 10s,连续进行 3 次拉伸。患者也可以按照以下方法进行自我拉伸:患者面对墙角或开着的门站立,两肘抬至肩关节高度,屈肘使前臂向上,两掌放在墙上或门框上,牵伸两侧胸肌的胸骨部分,呼气,整个身体前倾,达到最大限度后保持 5～10s(图 3-1-7)。

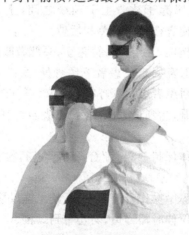

图 3-1-7　胸大肌拉伸

【拉伸技巧】　患者肢体保持放松,配合深呼吸进行拉伸;患者也可以在卧位情况下进行拉伸。此方法同样可以对胸小肌起到拉伸作用。

【注意事项】　拉伸过程中操作者缓慢发力,禁忌施以暴力或者突然发力,防止肌肉拉伤;此拉伸方法对肩关节活动度要求较高,如患者肩关节活动不利,则谨慎拉伸,以免造成关节拉伤。

(二)胸小肌拉伸

【解剖基础】　胸小肌起于第3~5肋骨,止于喙突根部,其肌肉收缩时拉肩胛骨向前下方。

【拉伸方法】　以自我拉伸为主。患者取站立位,双手在背后相扣,注意力集中,双手向下发力使肩胛骨向后下方运动。用一侧肩前部顶住门框或其他固定垂直物,向前发力,保持胸部向前挺直,患者自由呼吸,保持10s,连续进行3次拉伸(图3-1-8)。

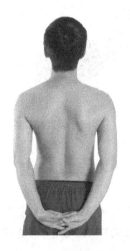

图 3-1-8　胸小肌拉伸

【拉伸技巧】　患者肢体保持放松,配合深呼吸进行拉伸。

【注意事项】　拉伸过程中操作者缓慢发力,禁忌施以暴力或突然发力,防止肌肉拉伤。

三、腹部肌肉拉伸

腹部肌肉主要包括腹直肌、腹外斜肌、腹内斜肌及腹横肌。本节主要介绍腹直肌、腹外斜肌、腹内斜肌的拉伸方法。

（一）腹直肌拉伸

【解剖基础】 腹直肌起于耻骨上缘，止于第5～7肋软骨、胸骨剑突，肌肉收缩时使脊柱前屈、增加腹压。

【拉伸方法】 腹直肌的拉伸主要以自我拉伸为主。患者俯卧于床上，双手伸直将上半身撑起，头往上仰，缓慢深呼吸，吸气时，双手发力使上半身有离开床面的趋势，感受腹部肌肉的拉伸，达到最大限度后，患者自由呼吸，保持10s，连续进行3次拉伸。或者患者站立位，两足分开，双手叉腰，吸气时身体向后，外展肩关节，挺腹，感受腹部肌肉的拉伸，达到最大限度后，患者自由呼吸，保持10s，连续进行3次拉伸（图3-1-9）。

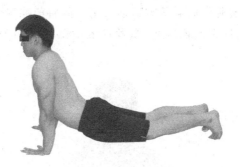

图 3-1-9　腹直肌拉伸

【拉伸技巧】 患者保持放松，配合深呼吸进行拉伸；不要低头保持头部微微上仰。

【注意事项】 拉伸过程中缓慢发力，禁忌施以暴力或者突然发力，防止肌肉拉伤；此拉伸方法对腰椎会造成压力，如患者腰部不适，则谨慎拉伸，以免造成损伤。

（二）腹外斜肌拉伸

【解剖基础】 腹外斜肌起于第5～12肋外面，止于腹白线、髂嵴、腹股沟韧带、耻骨结节，肌肉收缩时使脊柱前屈、增加腹压及旋转躯干。

【拉伸方法】 腹外斜肌的拉伸主要以自我拉伸为主。患者站立位，双足合拢身体尽量朝左侧做屈曲的动作，缓慢深呼吸，呼气时对右侧腹外斜肌施加压力直至有一定的牵扯感，然后在那个位置保持10s，连续进行3次拉伸，此为右侧腹外斜肌的拉伸，左侧同样按照此方法操作（图3-1-10）。

【拉伸技巧】 患者保持放松，配合深呼吸进行拉伸；两侧肌肉都应拉伸到位；此方法对腹内斜肌也有拉伸作用。

【注意事项】 拉伸过程中缓慢发力，禁忌施以暴力或者突然发力，防止肌肉拉伤。

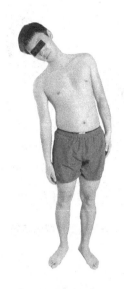

图 3-1-10　腹外斜肌拉伸

四、腰背部肌肉拉伸方法

腰背部肌肉主要包括背阔肌、菱形肌、冈上肌、冈下肌、大圆肌、小圆肌、上后锯肌、下后锯肌、前锯肌、竖脊肌、髂肌、腰大肌、腰方肌。本节主要介绍背阔肌、菱形肌、冈上肌、冈下肌、前锯肌、竖脊肌、腰大肌及腰方肌的拉伸方法。

(一)背阔肌拉伸

【解剖基础】　背阔肌起于下 6 个胸椎和所有腰椎的棘突、骶骨、髂嵴后部,止于肱骨小结节嵴,肌肉收缩时使肩关节内收、旋内和后伸。

【拉伸方法】　患者坐位,上半身直立,左上肢举过头顶,肘关节屈曲,置于脑后;操作者站在患者身后,左手置于患者左手肘部,右手握住患者左手前臂,嘱患者缓慢深呼吸,呼气时操作者左手发力,使患者肘部向身体右侧拉伸,达到最大限度后患者自由呼吸,保持 10s,连续进行 3 次拉伸,此为左侧背阔肌拉伸,右侧同样按照此方法进行拉伸。同时患者也可以按照以下方式进行自我拉伸:患者坐位,上半身直立,左上肢抬起,肘关节屈曲,置于脑后,右手手掌置于左手手肘稍上方处,缓慢深呼吸,呼气时右手发力,使肘部向身体右侧拉伸,达到最大限度后自由呼吸,保持 10s,连续进行 3 次拉伸,右侧同样按照此方式自我拉伸(图 3-1-11)。

【拉伸技巧】　患者保持放松,配合深呼吸进行拉伸;为了更大程度的拉伸,操作者可以将腿部置于患者身体一侧,拉伸时将患者身体往拉伸的对侧倾斜。

【注意事项】　拉伸过程中缓慢发力,禁忌施以暴力或者突然发力,防止肌肉拉伤;此拉伸方法对肩关节活动度要求较高,如患者肩关节活动不利,则谨慎拉伸,以

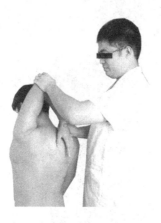

图 3-1-11　背阔肌拉伸

免造成关节损伤。

(二)菱形肌拉伸

【解剖基础】　菱形肌分为小菱形肌、大菱形肌,小菱形肌起于项韧带和 C_7、T_1 棘突,止于肩胛上角,大菱形肌起于 $T_2\sim T_5$ 棘突,止于肩胛骨脊柱缘,菱形肌收缩时使肩胛骨向脊柱靠拢并上提。

【拉伸方法】　此肌肉主要以自我拉伸为主。患者坐位,肩、肘关节屈曲 90°,使上臂位于胸前,这一动作可使肩胛骨远离脊柱、牵伸菱形肌,用另一只手握住肘部,以固定手臂。试着让肩胛骨靠近脊柱,使菱形肌等长收缩 6s。等长收缩之后,使上臂在胸前伸向对侧更远处,达到最大限度后患者自由呼吸,保持 10s,连续进行 3 次拉伸,两侧菱形肌分别进行拉伸(图 3-1-12)。

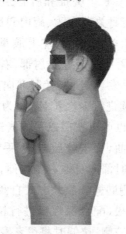

图 3-1-12　菱形肌拉伸

【拉伸技巧】　患者保持放松,配合深呼吸进行拉伸。此动作同样能拉伸小圆肌。

【注意事项】　拉伸过程中缓慢发力,禁忌施以暴力或突然发力,防止肌肉拉伤;此拉伸方法对肩关节活动度要求较高,如患者肩关节活动不利,则谨慎拉伸,以免造成关节损伤。

（三）冈上肌拉伸

【解剖基础】　冈上肌起于冈上窝内侧 2/3,止于肱骨大结节上面,肌肉收缩时上肢外展。

【拉伸方法】　此肌肉主要以自我拉伸为主。患者坐位或站位,左手肩关节背伸,使前臂紧贴背部,右手可以握住左手腕部帮助左肩关节最大限度背伸,缓慢深呼吸,到达最大限度后保持拉伸 10s,连续进行 3 次拉伸。两侧冈上肌分别进行拉伸（图 3-1-13）。

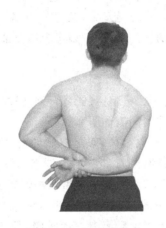

图 3-1-13　冈上肌拉伸

【拉伸技巧】　患者保持放松,配合深呼吸进行拉伸。

【注意事项】　拉伸过程中缓慢发力,禁忌施以暴力或者突然发力,防止肌肉拉伤;此拉伸方法对肩关节活动度要求较高,如患者肩关节活动不利,则谨慎拉伸,以免造成关节损伤。

（四）冈下肌拉伸

【解剖基础】　冈下肌起于冈下窝内侧 2/3,止于肱骨大结节后中央关节面,肌肉收缩时使上肢旋外、内收和后伸。

【拉伸方法】　患者取俯卧位,肩关节外展 90°,肘关节屈曲 90°,手臂尽力内旋,上臂完全放松置于床上,患者在无痛的范围内最大限度地牵伸冈下肌。此时操作者一手置于患者的肘部上面,一手握在腕部下面,提供阻力,使冈下肌等长收缩。然后操作者指导患者缓慢外旋肱骨,要求其注意力集中在旋转动作上。等长收缩冈下肌 6s,缓慢深呼吸,连续进行 3 次拉伸。两侧冈下肌分别进行拉伸（图 3-1-14）。

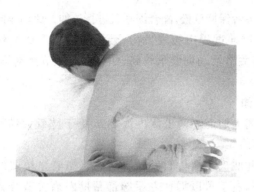

图 3-1-14　冈下肌拉伸

【拉伸技巧】　患者保持放松,配合深呼吸进行拉伸。

【注意事项】　拉伸过程中缓慢发力,禁忌施以暴力或突然发力,防止肌肉拉伤;此拉伸方法对肩关节活动度要求较高,如患者肩关节活动不利,则谨慎拉伸,以免造成关节损伤。

(五)竖脊肌拉伸

【解剖基础】　竖脊肌起于腰椎棘突、骶骨背面、髂嵴,止于棘突、横突及其附近肋骨肋角,肌肉收缩时使脊柱向同侧侧屈和后伸。

【拉伸方法】　患者在床上取坐位,双腿自然伸直,操作者站在患者身后,患者首先将上半身往腿部方向移动,到背部产生拉伸感后停止,此时,操作者用双手将患者背部向腿部方向轻微下压,患者上半身做与操作者发力相反方向的抵抗动作,使肌肉等长收缩6s,然后完全放松,患者深呼吸,呼气时操作者再用双手将患者背部向腿部方向下压,到达最大限度后患者自由呼吸,保持10s。连续3次拉伸。患者也可按照以下方式进行自我拉伸:双膝跪于床上双手向前,弓背屈髋将头部尽量的靠近双膝直至竖脊肌有牵扯感保持10~20s(图3-1-15)。

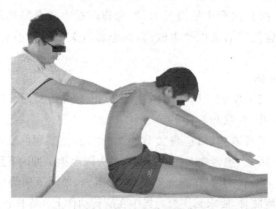

图 3-1-15　竖脊肌拉伸

【拉伸技巧】 患者保持放松,配合深呼吸进行拉伸;拉伸过程中患者不要有低头动作;如果拉伸时患者感觉腿部后侧不适,可微微屈膝,然后进行拉伸。

【注意事项】 拉伸过程中缓慢发力,禁忌施以暴力或者突然发力,防止肌肉拉伤;腰椎间盘突出及其他腰部严重不适的患者禁忌该肌肉拉伸。

(六)腰大肌拉伸

【解剖基础】 腰大肌起于 T_{12}~L_5 横突、椎体侧面、椎间盘,止于股骨小转子,肌肉收缩时使髋关节前屈、旋外。

【拉伸方法】 患者侧卧在床上,位于下方的腿屈髋屈膝,上方的腿自然伸直,操作者站在患者身后,患者首先将上方的大腿往身后移动,到腹部及大腿内侧产生牵拉感后停止,此时,操作者用一手置于患者腰部,另一手置于患者拉伸侧大腿内侧,将患者大腿往患者后方向轻微拉伸,患者大腿做一与操作者发力相反方向的抵抗动作,使肌肉等长收缩6s,然后完全放松,患者深呼吸,呼气时操作者再用手将患者大腿往后方向拉伸,到达最大限度后患者自由呼吸,保持10s。连续3次拉伸;两侧腰大肌均按此方式进行拉伸。患者也可按照以下方式进行自我拉伸:患者站立,一条腿屈曲,置于另一条腿之前,双手重叠放在大腿上膝盖前段位置,保持上半身直立,双臂伸直向下方发力,使髋前部下压,至腹部及后侧的腿内侧有牵扯感为止,保持10~20s(图3-1-16)。

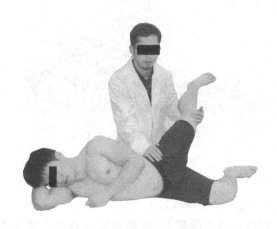

图 3-1-16　腰大肌拉伸

【拉伸技巧】 患者保持放松,配合深呼吸进行拉伸;自我拉伸过程中患者前面腿部的膝盖不能超过足尖。

【注意事项】 拉伸过程中缓慢发力,禁忌施以暴力或者突然发力,防止肌肉拉伤;腰椎间盘突出及其他腰部严重不适的患者谨慎进行该肌肉拉伸。

(七)腰方肌拉伸

【解剖基础】　腰方肌起于第 12 肋和上 3 个腰椎横突,止于髂嵴内侧和 L_5 横突,肌肉收缩时下降肋骨、使脊柱侧屈。

【拉伸方法】　患者取侧卧位,背靠近在床边缘,上方的腿过伸悬于床缘外。另一腿尽力弯曲靠近胸部,保持其髋部正直位,右臂置于头上,这将拉长右侧的腰方肌,患者能轻微感觉侧腰有牵拉感;此时操作者站在患者身后,手臂交叉,一手放在右侧髂嵴处,另一手张开放在胸腔侧面,操作者左右手分别施加相反方向的力,患者则做抵抗其力量的动作,使肌肉等长收缩 6s,然后完全放松,患者深呼吸,呼气时操作者再用左右手分别施加更大力量的相反方向的力,到达最大限度后患者自由呼吸,保持 10s。连续 3 次拉伸;两侧腰方肌均按此方式进行拉伸。患者也可按照以下方式进行自我拉伸:患者坐位,上半身直立,把一条毛巾的一端压在其一足下,同侧手握住毛巾的另一端,身体尽力向毛巾方侧屈,至另一侧腰部有牵扯感为止,保持 10～20s(图 3-1-17)。

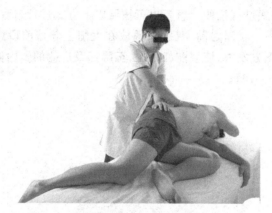

图 3-1-17　腰方肌拉伸

【拉伸技巧】　患者保持放松,配合深呼吸进行拉伸;自我拉伸过程中患者上半身保持直立,侧屈时身体不要向前或向后偏移。

【注意事项】　拉伸过程中缓慢发力,禁忌施以暴力或者突然发力,防止肌肉拉伤;腰椎间盘突出及其他腰部严重不适的患者谨慎进行该肌肉拉伸。

五、上肢肌肉拉伸方法

上肢部肌肉主要包括三角肌、喙肱肌、肱肌、肱二头肌、肱三头肌、肱桡肌、旋前圆肌、桡侧腕屈肌、掌长肌、尺侧腕屈肌、桡侧腕长伸肌、桡侧腕短伸肌、尺侧腕伸肌。本节主要介绍三角肌、肱三头肌、肱二头肌、前臂屈肌和前臂伸肌的拉伸方法。

(一)三角肌拉伸

【解剖基础】 三角肌起于锁骨外侧 1/3、肩峰、肩胛冈外部,止于三角肌粗隆。三角肌分为前、中、后三束,前束肌肉收缩时前屈并旋内肩关节,中束肌肉收缩时外展肩关节,后束肌肉收缩时后伸并略旋外肩关节。

【拉伸方法】 三角肌前束:患者站位,左肩关节背伸,操作者站在患者身后,左手扶住患者肘部稍上方,另一手握住患者手腕部,患者缓慢深呼吸,呼吸时操作者左手发力帮助患者肩关节做更大程度背伸,患者此时能明显感觉到左肩前部分有牵拉感,到达最大限度后自由呼吸,保持 10s,连续 3 次拉伸,左右分别进行拉伸。三角肌中束:主要以自我拉伸为主,患者两臂伸直吊在单杠上,两手正握(两掌向前)并相互接触,身体处于弯曲的姿势,呼气,保持两臂伸直,屈髋,两膝抬起;下颌靠胸部,两肘在头后,两肩向里下沉,此时能明显感觉到双肩有拉伸感,保持 10s,连续拉伸 3 次。三角肌后束:主要以自我拉伸为主,患者站立或者坐位,左肩内收使上臂置于胸前,右手屈曲,内收置于左臂前面,患者缓慢深呼吸,呼吸时右手发力帮助左侧肩关节做更大程度内收,使左侧上臂紧贴胸部,患者此时能明显感觉到左肩后部分有牵拉感,到达最大限度后自由呼吸,保持 10s,连续 3 次拉伸,左右分别进行拉伸(图 3-1-18 和图 3-1-19)。

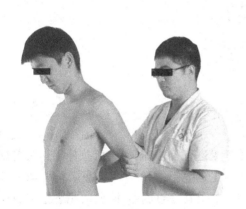 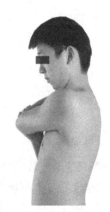

图 3-1-18 三角肌前束拉伸　　　　图 3-1-19 三角肌后束拉伸

【拉伸技巧】 患者保持放松,配合深呼吸进行拉伸;前束拉伸时为了达到更大限度的拉伸,患者身体可以往拉伸侧稍倾斜;中束拉伸时保持两手靠拢,身体伸直,头在两臂后,如果小幅度进行摆动,牵伸效果则更佳;后束拉伸时为了达到更大限度的拉伸,患者身体可以往拉伸侧的对侧稍旋转。

【注意事项】 拉伸过程中缓慢发力,禁忌施以暴力或者突然发力,防止肌肉拉伤;肩关节损伤疼痛患者谨慎拉伸。

（二）肱三头肌拉伸

【解剖基础】　肱三头肌起于肩胛骨盂下唇、肱骨后桡神经沟内下方及外下方，止于尺骨鹰嘴。肌肉收缩时使肘部伸展。

【拉伸方法】　患者坐位，上半身直立，左上肢举过头顶，肘关节屈曲，置于脑后；操作者站在患者身后，左手置于患者左手肘部，右手握住患者左手前臂，嘱患者缓慢深呼吸，呼气时操作者右手发力，使患者前臂往上臂方向靠近，达到最大限度后患者自由呼吸，保持10s，连续进行3次拉伸，左右分别进行拉伸。患者也可按照以下方式进行自我拉伸：双腿微微屈膝站立，双足打开，与肩同宽。双手举过头顶，在脑后交叉，右手握住左臂肘部，然后用右手在脑后慢慢地将左手肘拉向右边，直到上臂后部产生轻微的拉伸感，保持10s，左右分别进行拉伸（图3-1-20）。

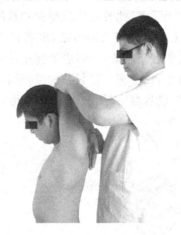

图3-1-20　肱三头肌拉伸

【拉伸技巧】　患者保持放松，配合深呼吸进行拉伸；肱三头肌拉伸动作与背阔肌拉伸动作相似，操作时两者区别在于前者拉伸时操作者发力将患者前臂与上臂靠近，后者拉伸时操作者发力将患者拉伸侧的上臂往对侧移动，同时患者上半身也往对侧倾斜。

【注意事项】　拉伸过程中缓慢发力，禁忌施以暴力或者突然发力，防止肌肉拉伤；肩关节损伤疼痛患者谨慎拉伸。

（三）肱二头肌拉伸

【解剖基础】　肱二头肌起于肩胛骨关节盂上缘及喙突，止于桡骨粗隆。肌肉收缩时使肘部屈曲。

【拉伸方法】　患者半蹲位，弯腰向前，双手后伸，背伸腕关节使掌面朝向后方；操作者站在患者身后，双手分别与患者手掌对握，嘱患者缓慢深呼吸，呼气时操作者将患者双手微微上抬，然后手掌发力使患者腕关节尽量背伸，达到最大限度后患

者自由呼吸,保持10s,连续进行3次拉伸。患者也可按照以下方式进行自我拉伸:
患者侧身站立于墙面前,双足打开,与肩同宽。一手臂后伸,掌面贴住墙面,使腕关
节呈背伸状态,然后上半身慢慢转动,使患者背朝向墙面,直到肘部产生拉伸感,保
持10s,左右分别进行拉伸(图3-1-21)。

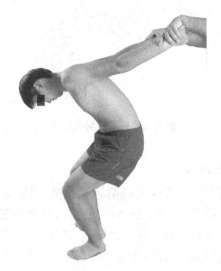

图3-1-21　肱二头肌拉伸

【拉伸技巧】　患者保持放松,配合深呼吸进行拉伸;患者自我拉伸时手掌一定
要紧贴墙面保持不动,上半身转动时挺胸可以有更强烈的拉伸感。

【注意事项】　拉伸过程中缓慢发力,禁忌施以暴力或者突然发力,防止肌肉
拉伤。

(四)前臂屈肌肌群拉伸

【解剖基础】　前臂屈肌主要包括旋前圆肌、桡侧腕屈肌、掌长肌、尺侧腕屈肌,
这些肌群均起于肱骨内侧髁,止于手腕部不同部位。肌肉收缩时使腕关节屈曲。

【拉伸方法】　该处肌群以自我拉伸为主,患者站立位,左手臂伸直,掌面朝上,
右手握住左手掌使左腕关节背伸,患者缓慢深呼吸,呼气时右手帮助左手做更大程
度的背伸,同时左手手臂保持伸直状态向前伸,直到前臂产生拉伸感,保持10s,左
右分别进行拉伸(图3-1-22)。

【拉伸技巧】　患者保持放松,配合深呼吸进行拉伸;拉伸时挺胸可有更强烈的
拉伸感。

【注意事项】　拉伸过程中缓慢发力,禁忌施以暴力或者突然发力,防止肌肉拉
伤;此拉伸对腕关节活动度较高,拉伸前应首先活动腕关节,如腕关节疼痛不适者
谨慎拉伸。

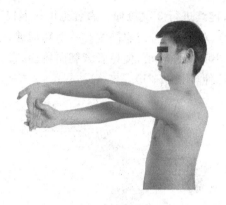

图 3-1-22　前臂屈肌拉伸

（五）前臂伸肌肌群拉伸

【解剖基础】　前臂伸肌主要包括桡侧腕长伸肌、桡侧腕短伸肌、尺侧腕伸肌，这些肌群均起于肱骨外侧髁，止于手腕部不同部位，肌肉收缩时使腕关节背伸。

【拉伸方法】　该处肌群以自我拉伸为主，患者站立位，左手臂伸直，掌面朝下，右手握住左手背面使左腕关节屈曲，患者缓慢深呼吸，呼气时右手帮助左手做更大程度的屈曲，同时左手手臂保持伸直状态向前伸，直到前臂产生拉伸感，保持 10s，左右分别进行拉伸（图 3-1-23）。

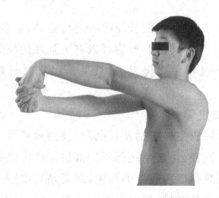

图 3-1-23　前臂伸肌拉伸

【拉伸技巧】　患者保持放松，配合深呼吸进行拉伸；拉伸时挺胸可有更强烈的拉伸感。

【注意事项】　拉伸过程中缓慢发力，禁忌施以暴力或者突然发力，防止肌肉拉伤。此拉伸对腕关节活动度较高，拉伸前应首先活动腕关节，如腕关节疼痛不适者谨慎拉伸。

六、下肢肌肉拉伸方法

下肢部肌肉主要包括臀大肌、臀中肌、臀小肌、股方肌、梨状肌、股四头肌、阔筋膜张肌、缝匠肌、股薄肌、长收肌、短收肌、股二头肌、半腱肌、半膜肌、胫骨前肌、腓骨长肌、腓骨短肌、腓肠肌、比目鱼肌。本节主要介绍臀大肌、梨状肌、股四头肌、股二头肌、半腱肌、半膜肌、阔筋膜张肌、髂胫束、股内收肌群、腓肠肌、比目鱼肌和腹股沟韧带的拉伸方法。

(一)臀大肌拉伸

【解剖基础】 臀大肌起于髂骨翼外面,骶、尾骨背侧面及骶结节韧带,止于臀肌粗隆和髂胫束。臀大肌收缩时后伸髋关节。

【拉伸方法】 患者平卧于瑜伽垫或者治疗床,一侧下肢屈髋屈膝,使膝关节靠近腹部,操作者双手置于患者屈曲的膝盖处,扶住膝盖,嘱患者缓慢深呼吸,呼气时操作者重心下移压在患者膝关节上方,利用自身体重帮助患者髋关节做更大程度屈曲,患者此时能明显感觉到臀部有牵拉感,到达最大限度后自由呼吸,保持10s,连续3次拉伸,左右分别进行拉伸。患者也可以按照以下方式进行自我拉伸:平卧,一侧下肢屈髋屈膝,使膝关节靠近腹部,双手十指交叉扣住置于腘窝处,缓慢深呼吸,呼气时双手用力将大腿往腹部移动,使髋关节能最大程度屈曲,此时能明显感觉到臀部有牵拉感,到达最大限度后自由呼吸,保持10s,连续3次拉伸,左右分别进行拉伸(图 3-1-24)。

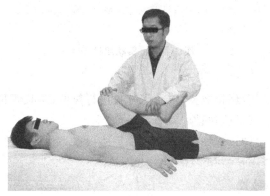

图 3-1-24　臀大肌拉伸

【拉伸技巧】 患者保持放松,配合深呼吸进行拉伸。

【注意事项】 拉伸过程中缓慢发力,禁忌施以暴力或者突然发力,防止肌肉拉伤;腰臀部疼痛患者谨慎拉伸。

(二)梨状肌拉伸

【梨状肌】 梨状肌起于骶骨前面和骶前孔外侧,止于股骨大转子。梨状肌收缩时外旋髋关节。

【拉伸方法】 患者平卧于瑜伽垫或者治疗床,一侧下肢屈髋屈膝,并外旋髋关节,操作者一手置于患者屈曲的膝盖处,扶住膝盖,另一手置于患者踝关节上方,握住小腿,嘱患者缓慢深呼吸,呼气时操作者重心下移,帮助患者髋关节做更大程度屈曲,患者此时能明显感觉到臀部有牵拉感,到达最大限度后自由呼吸,保持 10s,连续 3 次拉伸,左右分别进行拉伸。患者也可以按照以下方式进行自我拉伸:平卧,左侧下肢屈髋屈膝,并外旋髋关节,小腿搭在右侧下肢膝盖上方呈双下肢呈"4"字,然后右侧下肢微微屈髋屈膝使左侧髋关节屈曲,双手十指交叉扣住置于右侧腘窝处,缓慢深呼吸,呼气时双手用力将大腿往腹部移动,通过右侧髋关节更大程度屈曲使得左侧臀部明显感觉到牵拉感,到达最大限度后自由呼吸,保持 10s,连续 3 次拉伸,左右分别进行拉伸(图 3-1-25)。

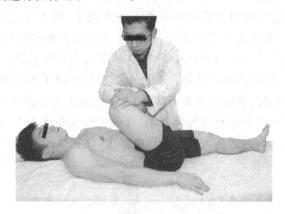

图 3-1-25 梨状肌拉伸

【拉伸技巧】 患者保持放松,配合深呼吸进行拉伸;梨状肌拉伸与臀大肌拉伸动作相似,区别在于梨状肌拉伸时双下肢呈"4"字。

【注意事项】 拉伸过程中缓慢发力,禁忌施以暴力或者突然发力,防止肌肉拉伤;腰臀部疼痛患者谨慎拉伸。

(三)股四头肌拉伸

【解剖基础】 股四头肌起于髂前下棘、股骨粗线内侧唇、股骨体前面和股骨粗线外侧唇,止于胫骨粗隆。股四头肌收缩时伸展膝关节。

【拉伸方法】 股四头肌主要以自我拉伸为主。站位拉伸:患者取站立位,并使用一个固定的物体来帮助稳定,左膝屈曲并使足跟靠近臀部;用左手抓住左腿或者足,保持腰部挺直,然后小心地使足跟贴近臀的中部,此时能感觉到大腿前侧有牵拉感;缓慢深呼吸,当呼气的时候,把足跟最大程度的靠近臀部,患者此时能明显感觉到大腿有牵拉感,到达最大限度后自由呼吸,保持 10s,连续 3 次拉伸,左右分别进行拉伸。坐位拉伸：患者坐立在地板上，右腿弯曲，将右足跟置于右髋稍外侧，此时踝关节应当向后伸展，足面绷直；然后左足弯曲，左足足心贴近右大腿内侧；缓缓向后倾斜你的身体，直到你能够感觉到轻松拉伸；深呼吸，呼气时身体继续向后倾斜并用双手支撑身体保持平衡，到达最大限度后自由呼吸，保持10s，连续3次拉伸，左右分别进行拉伸（图3-1-26）。

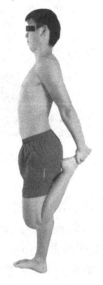

图 3-1-26　股四头肌拉伸

【拉伸技巧】　患者保持放松，配合深呼吸进行拉伸；站立拉伸时拉伸侧的膝盖一定紧贴对侧膝盖，足跟向臀部中间靠近而不是外侧；坐位拉伸时拉伸侧足跟放置位置不能太靠外，拉伸过程中身体倾斜后可以通过挺胸获得更大程度的拉伸。

【注意事项】　拉伸过程中缓慢发力，禁忌施以暴力或者突然发力，防止肌肉拉伤；膝关节疼痛患者谨慎拉伸。

（四）腘绳肌拉伸

【解剖基础】　腘绳肌是由半腱肌、半膜肌和股二头肌三块肌肉组成；三块肌肉均起于坐骨结节，股二头肌止于腓骨头，半腱肌、半膜肌止于胫骨上端。腘绳肌收缩时屈曲膝关节。

【拉伸方法】　患者平卧位，一侧下肢抬起，膝关节保持伸直状态，另一侧下肢平放于床面，操作者一手固定住床面的下肢，另一手握住患者抬起的下肢，使该侧下肢缓慢抬高，此时患者能感觉到大腿后侧有牵拉感；患者缓慢深呼吸，呼气时，操作者发力将患者下肢更大程度抬高，患者此时能明显感觉到大腿有牵拉感，到达最大限度后自由呼吸，保持10s，连续3次拉伸，左右分别进行拉伸。患者也可以按照以下方式自我拉伸：选取一合适高度的桌子，站立于桌子前面，一腿抬起放于桌面；

缓慢深呼吸,呼气时上半身向桌面下压,此时患者能明显感觉到大腿后侧有牵拉感,保持10s,连续3次拉伸,左右分别进行拉伸(图3-1-27)。

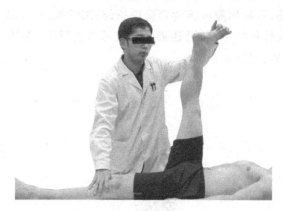

图3-1-27　腘绳肌拉伸

【拉伸技巧】　患者保持放松,配合深呼吸进行拉伸;操作者进行拉伸时,患者双手重叠按压住抬起侧下肢的膝盖,防止拉伸过程中膝关节屈曲,影响拉伸效果;自我拉伸时选取桌子高度应与患者腰部平行高度为宜。

【注意事项】　拉伸过程中缓慢发力,禁忌施以暴力或者突然发力,防止肌肉拉伤。

(五)阔筋膜张肌拉伸

【解剖基础】　阔筋膜张肌起于髂前上棘,移行为髂胫束,止于胫骨外侧髁。肌肉收缩时外展髋关节及膝关节。

【拉伸方法】　患者平卧位,将左膝屈曲90°,内收髋关节,患者先用右手将弯曲的左腿往上拉,拉至右腿前侧;患者右手压在患者左侧髂骨处,左手压在左腿膝盖侧方,左右轻微发力使患者左腿压向地面,此时患者能感觉到左侧大腿外侧有牵拉感;患者缓慢深呼吸,呼气时,操作者发力将患者大腿更大程度压向地面,到达最大限度后自由呼吸,保持10s,连续3次拉伸,左右分别进行拉伸。患者也可以按照以下方式自我拉伸:患者平卧位,将左膝屈曲90°,内收髋关节,患者先用右手将弯曲的左腿往上拉,拉至右腿前侧,左臂向外伸直,转头看左手,此时用右手放在左腿膝盖上方,将弯曲的左腿向下拉至地板,此时患者能明显感觉到大腿外侧有牵拉感,保持10s,连续3次拉伸,左右分别进行拉伸(图3-1-28)。

【拉伸技巧】　患者保持放松,配合深呼吸进行拉伸;自我拉伸时患者头部应在地板上,不能抬起来,肩膀平贴地面。

【注意事项】　拉伸过程中缓慢发力,禁忌施以暴力或者突然发力,防止肌肉拉伤。

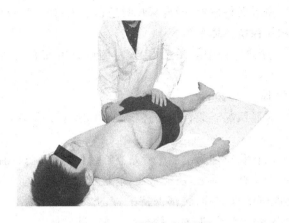

图 3-1-28　阔筋膜张肌拉伸

(六)股内收肌群拉伸

【解剖基础】　股内收肌包括长收肌、短收肌及大收肌;三块肌肉均起于耻骨,止于股骨粗线内侧唇。肌肉收缩时内收髋关节。

【拉伸方法】　以自我拉伸为主,患者侧身站立于一固定物前,将一足掌放在固定物上,足尖朝向身体侧方,另一条腿直立,足尖朝向身体正前方,此时患者弯曲抬高那条腿的膝盖,同时髋关节向固定物方向移动,此时患者能感觉到伸直大腿的内侧有牵拉感;深呼吸,呼气时更大程度的活动髋关节,达到最大限度后自由呼吸保持 10s,连续 3 次拉伸,左右分别拉伸(图 3-1-29)。

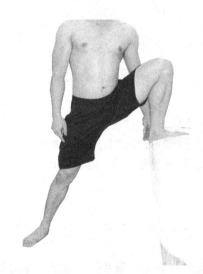

图 3-1-29　股内收肌群拉伸

【拉伸技巧】 患者保持放松,配合深呼吸进行拉伸;如果可以的话拉伸过程中双手可以扶住某物体保持身体平衡。

【注意事项】 拉伸过程中缓慢发力,禁忌施以暴力或者突然发力,防止肌肉拉伤。

(七)腓肠肌拉伸

【解剖基础】 腓肠肌起于股骨内、外侧髁的后部,止于跟结节。肌肉收缩时跖屈踝关节。

【拉伸方法】 以自我拉伸为主。患者站立在墙面前,双腿一前一后,将手臂抬起,前臂靠在墙上,额头枕于手上,前腿弯曲,前足足趾指向正前方,后腿伸直;缓慢深呼吸,呼气时将髋部缓慢前移,腰部保持平直,此时能明显感觉到后腿小腿处有牵拉感,保持 10s,连续 3 次拉伸,左右腿分别拉伸(图 3-1-30)。

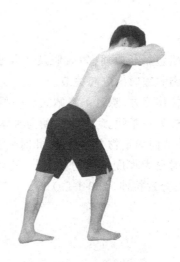

图 3-1-30　腓肠肌拉伸

【拉伸技巧】 患者保持放松,配合深呼吸进行拉伸;拉伸前可以顺时针及逆时针旋转足踝,使踝关节不再僵硬;拉伸过程中后足足跟不能离地,足趾指向正前方。

【注意事项】 拉伸过程中缓慢发力,禁忌施以暴力或者突然发力,防止肌肉拉伤。

(八)比目鱼肌拉伸

【解剖基础】 比目鱼肌起于胫腓骨后面的上部,止于跟结节。肌肉收缩时跖屈踝关节。

【拉伸方法】 以自我拉伸为主。患者站立在墙面前,双腿一前一后分开站立,将手臂扶在墙上,前后腿均弯曲,前足足趾指向正前方,后足足趾稍稍向内,足跟不能离地;缓慢深呼吸,呼气时将髋部缓慢下移,后背及腰部保持平直,此时能明显感觉到后腿小腿下部及跟腱处有牵拉感,保持 10s,连续 3 次拉伸,左右腿分别拉伸(图 3-1-31)。

【拉伸技巧】 患者保持放松,配合深呼吸进行拉伸;拉伸前可以顺时针及逆时针旋转足踝,使踝关节不再僵硬;拉伸过程中后足足跟不能离地;注意区别比目鱼肌与腓肠肌拉伸双足不同之处。

【注意事项】 拉伸过程中缓慢发力,禁忌施以暴力或者突然发力,防止肌肉拉伤。

(九)腹股沟韧带拉伸

【解剖基础】 腹股沟韧带连于髂前上棘与耻骨结节之间,是腹外斜肌肌腱的下缘增厚卷曲部分。

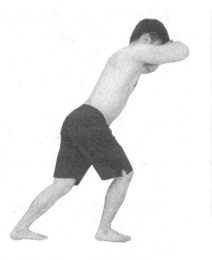

图 3-1-31 比目鱼肌拉伸

【拉伸方法】 患者坐在地板上,双足合十,操作者站在患者身后,上半身压在患者背上,双手分别置于患者双侧膝盖处,稍微发力下压,此时患者能感觉到腹股沟处有牵拉感,嘱咐患者缓慢深呼吸,呼气时,操作者发力将患者大腿更大程度压向地面,到达最大限度后自由呼吸,保持 10s,连续 3 次拉伸。患者也可以按照以下方式进行自我拉伸:患者坐在地板上,双足合十,双手握住双足足趾,双肘压住小腿部,轻轻地由髋部开始向前弯曲身体,直到腹股沟处感觉到轻微的拉伸,缓慢深呼吸,呼气时继续往前弯曲身体,同时双肘微微向外发力,将膝关节向地面下压,保持 10s,连续 3 次拉伸(图 3-1-32)。

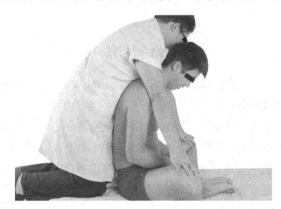

图 3-1-32 腹股沟韧带拉伸

【拉伸技巧】 患者保持放松,配合深呼吸进行拉伸;拉伸过程中患者头部始终看向前方,不能低头。

【注意事项】 此动作腹股沟拉伸感剧烈,拉伸过程中缓慢发力,禁忌施以暴力或者突然发力,防止腹股沟拉伤。

第二节 理筋手法

理筋手法种类繁多,有记载的达到 100 多种,理筋手法通过作用于人体特殊的部位如经络、经筋、腧穴等部位,用于治疗多种疾病,效果显著。理筋手法具有活血散瘀,消肿止痛;解除痉挛,放松肌肉;理顺筋络,整复错位;松解粘连,通利关节等多种作用。

根据手法的动作可以将理筋手法分为以下几类。

1. 摆动类手法 是以指、掌或腕关节做协调连续摆动的手法,包括一指禅推法、滚法和揉法。

2. 摩擦类手法 是以掌、指或肘贴附在体表做直线或环旋移动的手法,包括摩法、擦法、推法、搓法、抹法等。

3. 振动类手法 是以较高的频率、节律性、轻重交替刺激等操作手法持续作用于人体的一类手法。包括抖法和振法。

4. 挤压类手法 是用指、掌或肢体其他部位按压或对称性挤压体表的手法,包括按法、点法、捏法、拿法、捻法、踩跷法等。

5. 叩击类手法 是指用手指或手掌、拳背叩打体表的一类手法,包括拍法、击法、弹法等。

6. 运动关节类手法 是指对关节做被动性活动的一类手法,包括摇法、背法、扳法、拔伸法等。

一、摩 法

一般来说,摩法是用手掌或指腹轻放于体表治疗部位,以腕关节连同前臂做轻缓而有节律的盘旋摩擦,是一种环形的、有节律的摩动手法。

【手法作用】 摩法基本都是补法,适用于全身各部位,具有活血消肿,疏筋散瘀,温经通络,缓急止痛,健脾和胃,消食导滞,益气和中,疏肝理气的功效。

【操作方法】 用手指或手掌附在体表的一定部位,以腕关节连同前臂做环形而有节奏地抚摩。摩法可分为指摩法和掌摩法。用手掌进行者称掌摩法(图 3-2-1)。用手指进行者称指摩法(图 3-2-2)。

【操作技巧】 ①指摩法用指面做有节律的环转动作,着力部位紧贴体表,肘应微屈,腕部放松,以腕关节为中心,连动掌指来完成,动作宜轻缓柔和。②掌摩法是用掌根部或全掌贴附患者一定的部位,通过连动前臂、腕关节做环旋运动,动作应和缓协调。③腹部操作时用力必须轻缓,不可一开始就施力过大,否则容易损伤内

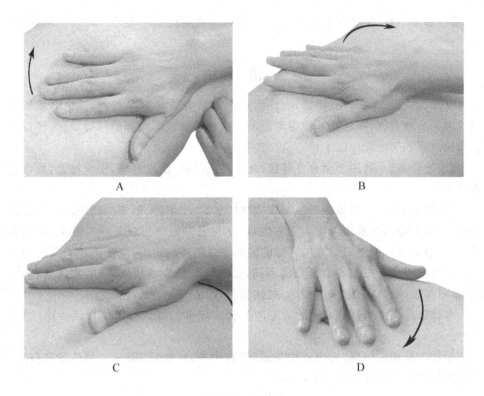

A   B

C   D

图 3-2-1　掌摩法

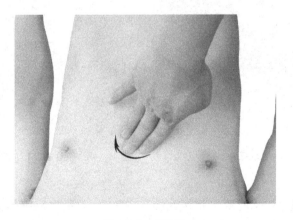

图 3-2-2　指摩法

脏而危及健康。④顺时针或逆时针方向均匀往返操作,临床一般顺时针摩,按如下反复顺序进行:右下腹→右上腹→左上腹→左下腹→右下腹,缓摩为补法,逆时针摩、急摩为泻法。

【注意事项】 抚摩时速度、力度要均匀,要做到皮动肉不动,即"轻不离皮,重不着骨"。

二、揉 法

揉法是以指、掌、掌根、小鱼际、四指近侧指间关节背侧突起、前臂尺侧肌群肌腹或肘尖为着力点,在治疗部位带动受术皮肤一起做轻柔缓和的回旋动作,使皮下组织层之间产生内摩擦的手法。

【手法作用】 适用于全身各部位;具有温经祛寒,活血通络,松解粘连,解痉止痛的功效。

【操作方法】 揉法是医者用指腹、掌根、掌面、小鱼际、四指近侧指间关节背侧突起、前臂尺侧肌群肌腹或肘尖为着力点,于患者一定部位或某一穴位上,带动皮下组织,按顺时针或逆时针方向进行的轻柔和缓的环旋运动,使皮下组织层之间产生内摩擦的手法。根据着力部位的不同,揉法可以分为中指揉法、拇指揉法、掌揉法、掌根揉法、小鱼际揉法、膊揉法、肘揉法、拳揉法等。

掌揉法是用大鱼际或掌根着力贴附患者一定部位或穴位上做环旋摆动(图3-2-3)。

指揉法是用指腹部(拇指或中指或示指、中指、环指)贴附一定部位或穴位上,做轻缓旋揉的节律性动作(图3-2-4)。

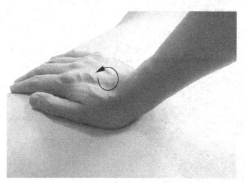

图 3-2-3 掌揉法

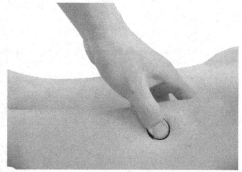

图 3-2-4 指揉法

【操作技巧】 施术时要寻找痛性结节或条索,力量取刚刚感觉到手下有筋节的存在即可,要做到轻中有重,重中有轻。①指揉时腕部要放松,然后摆动前臂,带动腕和掌指,揉动时需蓄力于指,吸定在操作部位。②掌揉时以大小鱼际或掌根部着力,手腕放松,以腕关节连同前臂做小幅度的回旋活动,压力轻柔,揉动频率一般每分钟120～150次。③操作时整个动作贵在柔和,揉转的幅度要由小而大,用力应先轻渐重,术手一定要吸定在操作部位上带动着力处皮肤一起回旋运动,不能在皮肤表面摩擦或滑动。

【注意事项】 本法作用面大,刺激和缓舒适,操作时腕关节放松,前臂有推旋动作,往返移动时应在吸定的基础上,带动皮下组织一起滑动,切忌在体表形成摩擦动作。

三、擦 法

用手掌紧贴皮肤,稍用力下压并做上下向或左右向直线往返摩擦,使之产生一定的热量,以皮肤有温热感即止,称为擦法。

【手法作用】 该手法力度只达皮肤及皮下,具有调和营卫,消炎散肿,散风祛寒的作用。擦法主要适用于胸腹、胁肋部、背部及腰骶部。

【操作方法】 运用手掌掌面或手掌大、小鱼际着力,按于患者肢体的治疗部位或穴位上,手掌紧贴皮肤,稍用力下压并做上下或左右的直线往返摩擦,使之产生一定的热量,以皮肤有温热感即止。擦法又可分为掌擦法、大鱼际擦法和侧擦法。

1. 掌擦法 以手掌着力于治疗部位,做往返直线快速擦动(图3-2-5)。

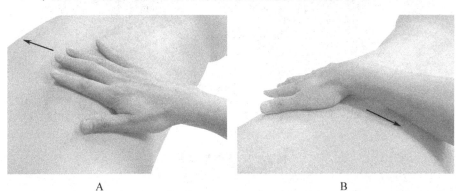

A   B

图 3-2-5 掌擦法

2. 侧擦法 以手的尺侧着力于治疗部位,做往返直线快速擦动(图3-2-6)。

3. 大鱼际擦法 以大鱼际着力于治疗部位,做往返直线快速擦动(图3-2-7)。

【操作技巧】 ①操作时上肢要放松,腕关节自然伸直,用全掌或大鱼际或小鱼际为着力点,作用于治疗部位,以上臂的主动运动,带动手做上下向或左右向的直线往返摩擦移动,不得歪斜,更不能以身体的起伏摆动去带动手的运动。②摩擦时往返距离要拉得长,而且动作要连续不断,如拉锯状,不能有间歇停顿。如果往返距离太短,容易擦破皮肤;当动作有间歇停顿,就会影响到热能的产生和渗透,从而影响治疗效果。③压力要均匀并适中,以摩擦时不使皮肤起皱褶为宜。④施法时不能操之过急,呼吸要调匀,千万莫屏气,以伤气机。⑤摩擦频率一般每分钟100次左右。

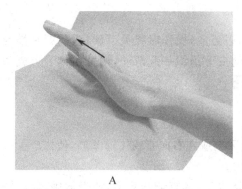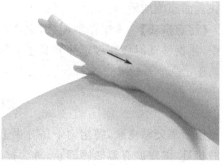

A   B

图 3-2-6　侧擦法

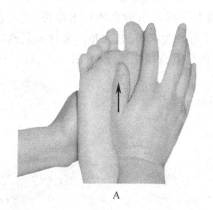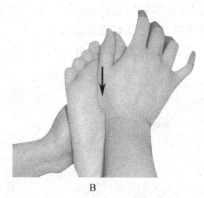

A   B

图 3-2-7　大鱼际擦法

【注意事项】　①室内要保持暖和,以免患者着凉。②擦法是在体表直接摩擦,为保护皮肤,防止擦破,所以在施术前治疗部位要涂抹少量油类润滑剂。③擦法在临床上常作为最后使用手法,一般在擦法之后,就不再在该部使用其他手法,以免皮肤破损。但在施擦法之后可辅以湿热敷,能加强疗效。

四、按　　法

按法用手指或手掌面着力或屈曲的指间关节突起部于体表一部位或穴位上,逐渐用力下压,称为按法。

【手法作用】　本法适用于颈部、肩部、腰背部、臀部、下肢。该法垂直向下按于患者肢体某一部位或穴位上,使其产生一种温润柔和、轻松舒适之感,具有放松肌肉,松解粘连、缓解痉挛、镇静止痛、消肿消炎、通经活络的功效。

【操作方法】　用手指、手掌、肘尖、足部着力于体表某一部位或穴位上,逐渐用力下压的一种手法。按法可以分为指按法和掌按法。

1. 指按法　是用拇指指面或以指端按压体表的一种手法。如果有些部位必须使用较大力量按压时,可用另一手拇指重叠辅以按压,具体做法为:先将一只拇指的指面置于将要按压的部位,再将另一拇指的指面成十字形交叉其上,使力量集中在交叉点上。指按法适用于全身各部穴位(图 3-2-8)。

2. 掌按法　是用掌根或全掌着力按压体表的一种方法,如果使用力量较大时可双掌交叉重叠按压,具体做法参考指按法。掌按法常用于腰背和腹部等体表面积大且又较为平坦的部位(图 3-2-9)。

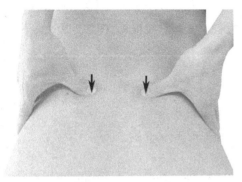 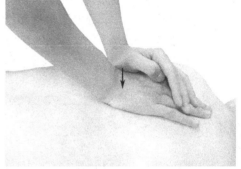

图 3-2-8　指按法　　　　　　　　　图 3-2-9　掌按法

【操作技巧】

1. 指按法　①按压的作用力的方向要垂直向下或者与接触面垂直;②操作时着力部位要紧贴体表,不可移动,用力要由轻到重,稳而持续,使刺激感觉充分达到机体深部组织,切忌用迅猛的暴力;③按法结束时,不宜突然放松,应逐渐递减按压的力量。

2. 掌按法　①按压的作用力的方向要垂直向下或者与接触面垂直;②操作时着力部位要紧贴体表,不可移动,用力要由轻到重,按压后要稍作片刻停留,再做第二次重复按压;③为增加按压力量,在施术时可将双肘关节伸直,身体略前倾,借助部分体重向下按压。

【注意事项】　本法刺激量较大,适宜于组织丰满、病变部位较深之处,用力大小、时间应适度。按法还可以与其他手法如按揉法结合成复合手法。

五、推　　法

推法是指用手指或手掌着力于人体一定部位或穴位上,用力紧贴患者皮肤速度平稳、缓慢、用力均匀,来回不断、有节奏地向前直推,或沿筋肉结构形态顺向推动的手法。

【手法作用】　适用于腰背部、上肢、下肢;具有疏经通络,消瘀散结,活血止痛,缓解痉挛的功效。

【操作方法】 用指、掌或其他部位着力于人体一定部位或穴位上,用力紧贴患者皮肤速度平稳、缓慢、用力均匀,来回不断地有节奏地做前后、上下、左右的直线或沿筋肉结构形态做弧线推进的一种手法。临床应用时,常在施术部位涂抹少许油脂介质,使皮肤有一定的润滑度,利于手法操作,防止破损。推法可分为平推法、直推法、旋推法、分推法等。临床上应用比较广泛的是拇指平推法、掌推法。拇指平推法常用于肩背部、胸腹部、腰臀部及四肢部,掌推法常用于面积较大的部位,如腰背部、胸腹部及大腿部等。

1. 掌推法　以手掌着力于治疗部位,进行单方向直线推动(图 3-2-10)。

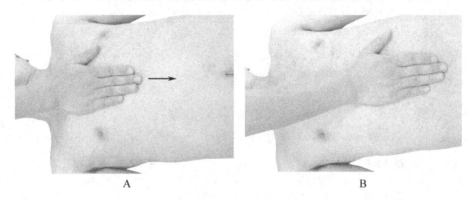

A　　　　　　　　　　　　　　　　B

图 3-2-10　掌推法

2. 拇指平推法　以指腹着力于治疗部位,进行单方向直线推动(图 3-2-11)。

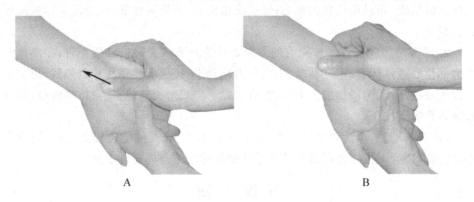

A　　　　　　　　　　　　　　　　B

图 3-2-11　拇指平推法

【操作技巧】 ①拇指平推法以拇指螺纹面着力,在经穴或部位上进行循经络走向或沿肌纤维平行方向推进,要求肩部不要用力,上肢自然放松,沉肩、垂肘、悬腕、手握空拳,压力均匀柔和地集中在拇指端,缓慢地向前推动。②四指平推法以拇指、中指、示指、环指四指指腹用力于一定部位和经络穴位上,四指协同做往返方向的推动,注意四指不可离开肌肤,应连贯用力,往复推动。③掌推法五指并拢,手掌用力紧贴在治疗部位上,做向前的直线推动。需增大压力时,用另一只手平放在其上使双手重叠。④掌根推法用掌根部的大小鱼际着力于治疗部位上,并向前做有力的推动,同时大小鱼际的肌纤维用力夹紧,做单方向的推动。

【注意事项】 推动时要连贯有节奏,不可用力不匀或过猛。

六、点 法

点法是指用指端、肘尖及屈曲的指间关节突起部分为力点,按压于某一治疗点上的方法,它由按法演化而成,可属于按法的范畴。

【手法作用】 点法具有作用面积小,着力点集中,刺激性强等特点,可用于全身各部位,尤适用于四肢远端小关节的压痛点。本法适用于全身各部位,具有通径活络,宣通气血,调和脏腑,平衡阴阳的功效。

【操作方法】 以手指、指间关节突起或肘尖着力于某一穴位逐渐用力下压,使之产生酸、麻、胀、重等感觉的。它由按法演化而成,可属于按法的范畴,另外点法还常与按法、揉法、拨法等手法配合使用,组成复合性手法。常用的点法包括指点法、肘点法。指点法又分为拇指端点法、屈拇指点法和屈示指点法。

1. 指点法 以拇指或示中指端着力,持续按压治疗部位或穴位(图 3-2-12)。

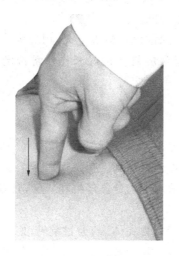

图 3-2-12 指点法

2. 肘点法 以肘尖着力,持续按压治疗部位或穴位,主要用于臀部等肌肉丰厚的部位(图 3-2-13)。

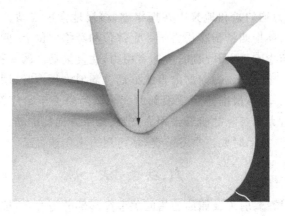

图 3-2-13　肘点法

【操作技巧】

1. 拇指端点法　是用拇指端点压体表,操作时用手握空拳,拇指伸直并紧贴于示指中节的桡侧面,以拇指端为力点压于治疗部位,用力时要由轻到重,稳而持续。示指端点法揉法技巧同拇指端点法。

2. 屈拇指点法　是以手握拳,拇指屈曲抵住示指中节的桡侧面,以拇指指间关节桡侧为力点压于治疗部位,用力时由轻到重。

3. 屈示指点法　是以手握拳并突出并屈曲示指,用示指近节指间关节为力点压于治疗部位,用力时由轻到重。

【注意事项】　本法作用面积小,刺激量大,用力大小、时间应适度。操作时一定平稳持续的发力,根据患者的具体情况和操作部位酌情用力,以免对患者造成损伤。

七、振　　法

振法是指以掌或指着力在体表,通过前臂和手部的肌肉强力地静止性用力施以振动的方法,称为振法,也称振颤法。

【手法作用】　本手法适用于全身各部位和穴位,具有行气活血、缓急镇痛的作用,常用于胸腰部的损伤。

【操作方法】　以掌或指着力在体表,通过前臂和手部的肌肉强力地静止性用力施以振动。振法分为掌振法和指振法两种。用手指着力称指振法,指振法接触面小,振力集中,适于全身各部腧穴;用手掌着力称掌振法,掌振法接触面大,振力相对分散(图 3-2-14),适于头顶部、胃脘部、小腹部。振法一般常用单手操作,也可双手同时操作。

【操作技巧】　①操作时注意力要高度集中在掌指部使力量集中于指端或手掌

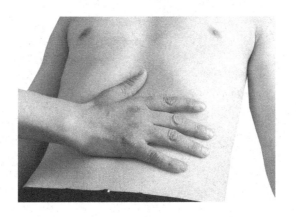

图 3-2-14　振法

上。振动的频率较高,着力稍重。②以掌、指及前臂部静止性用力,以指掌部自然压力为度,不施加额外压力。所谓静止性用力,是将手部与前臂肌肉绷紧,但不做主动运动,产生较快速的振动波,使受术部位或穴位有被振动感,或有时有温热感。③振动的频率较高,着力稍重。以掌指部做振动源,由于手臂部的静止性用力,容易使其产生不自主的极细微的振动运动,这种振动频率较高,波幅较小。如做主动运动操作,则振动频率就会相对较低、波幅较大,但操作时间可以延长。

【注意事项】　操作后施术者容易感到身体倦怠,疲乏无力,要注意掌握好操作时间,不可过久运用。平时应坚持练功或运动,以增强身心素质。

八、一指禅推法

一指禅推法指用拇指指端、螺纹面或偏峰着力于患者一定部位或经络穴位上,沉肩垂肘,以腕关节悬屈,运用腕间的摆动带动拇指关节的屈伸活动,以使之产生的功力轻重交替、持续不断地作用于经络穴位上的一种按摩手法。

【手法作用】　一指禅推法适用于全身各部穴位,常用于头面部、颈项部、胸腹部、肩背部、腰骶部及四肢关节处。对肢体各部位的损伤、各种慢性劳损、风湿痹痛等,具有舒筋活血、祛瘀生新、解除痉挛、松解粘连的作用,有效地减轻伤处疼痛,使粘连的肌腱、韧带松解,僵硬的组织得以软化。

【操作方法】　用拇指指端、螺纹面或偏峰着力于患者一定部位或经络穴位上,沉肩垂肘,以腕关节悬屈,运用腕间的摆动带动拇指关节的屈伸活动,以使之产生的功力轻重交替、持续不断地作用于经络穴位上(图3-2-15)。

【操作技巧】　一指禅推法操作时上肢肌肉要放松,不可有蛮劲,手掌虚握拳。其主要要领为沉肩,垂肘,悬腕,掌虚,指实,紧推慢移,蓄力于掌,处力于指,着力于螺纹面。肘关节略低于手腕,尺侧低于桡侧,手握空拳,指实掌虚,蓄力于掌,发力

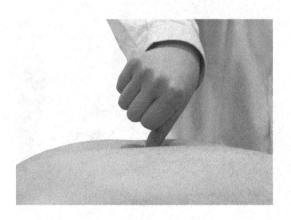

图 3-2-15　一指禅推法

于指。将拇指的指端、螺纹面或偏锋着力于穴位,紧推慢移,运用腕部的横向来回摆动以带动拇指关节的屈伸运动,使功力轻重交替,持续不断地作用在经络穴位上。其操作技巧有以下几点。①沉肩:即肩关节放松,不要耸起,不要外展。②垂肘:肘部自然下垂。③悬腕:腕关节自然屈曲。④掌虚:半握拳,拇指指间关节的掌侧与示指远节的桡侧轻轻接触。⑤紧推慢移:紧推是指摆动的频率略快,一般每分钟 140 次左右;慢移是指从一个治疗点到另一个治疗点时应缓慢移动。⑥蓄力于掌,处力于指,着力于螺纹面:即本法产生的力应从掌而发,通过手指,传达至螺纹面并作用于患者体表,如此使力含而不露。

　　【注意事项】　本法刺激量中等,接触面积较小,作用深透。临床手法操作遵循"循经络,推穴位"的原则,将意气集定于"指"(主要是拇指),在经络穴位上施术,以激发经气运行,疏通经络,调整阴阳,扶正祛邪。本疗法特别重视体功锻炼和手法训练,要求学者勤练"易筋经"功法和苦练手法基本功,以具备深邃的功夫与熟练的手法,这样才能在治疗时得心应手,手到病除。操作时用力要适当,推进要提,不可推伤皮肤。

九、擦　　法

　　擦法是运用大鱼际、小鱼际或拳背(指掌关节及指间关节突出部)着力,在体表一定部位由腕关节的伸屈和前臂旋转的复合运动做连续往返擦动的一种手法。

　　【手法作用】　适用于颈肩部、腰背部、臀部、上肢、下肢等肌肉较丰厚部位;具有舒筋通络,滑利关节,解痉止痛,消除肌肉疲劳,促进血液循环的功效。对风湿痹痛、麻木不仁、肢体瘫痪、运动功能障碍等疾病常用本法治疗。

　　【操作方法】　运用大鱼际、小鱼际或拳背(指掌关节及指间关节突出部)着力,在体表一定部位由腕关节的伸屈和前臂旋转的复合运动做连续往返擦动的。伸屈腕关节是以第2到第4指关节背侧为轴来完成的,前臂的旋转运动是以手背的尺侧为轴来完成,即该手法的吸定点是小指掌指关节背侧和小鱼际。包括侧滚法和立滚法。

1. 侧滚法 以手背近小指侧着力于治疗部位,以小指掌指关节背侧为支点,肘关节微屈并放松,靠前臂的旋转及腕关节的屈伸,使产生的力持续作用于治疗部位上(图3-2-16)。

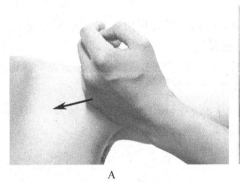
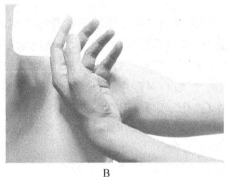

图 3-2-16 侧滚法

2. 立滚法 以小指、环指、中指背侧及其掌指关节着力于治疗部位,以小指掌指关节背侧为支点,肘关节伸直,靠前臂的旋转及腕关节的屈伸,使产生的力持续作用于治疗部位上(图3-2-17)。

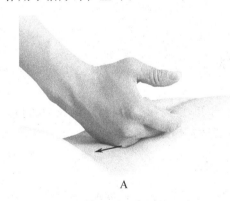
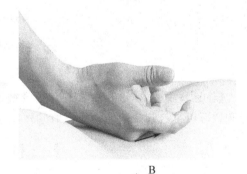

图 3-2-17 立滚法

【操作技巧】 操作时,沉肩,肘微屈为 $120°\sim140°$,手呈半握拳状,手腕放松,五指要自然,用掌背尺侧缘紧贴体表,前臂带动腕部摆动或旋转。手指滚动的幅度控制在 $120°$ 左右,压力均匀,动作协调而又节律,不可跳动或使手背在体表摩擦。

【注意事项】 本法压力大,作用面也相对较大,刺激应和缓舒适。操作时腕关节放松,肩和前臂有推旋动作,应吸定病变部位,带动皮下组织一起滑动,不可在体表形成摩擦运动。主要用力不在手上,要结合身体的推力,力要透达深层,要找出痛点及筋结,针对点、结再做㨰法。单手或双手直㨰或侧㨰,可使患者感觉局部发热。

十、搓　法

搓法是以双手手指和手掌着力于肢体两侧面,相对用力做方向相反的来回快速搓揉,或以拇指尺侧面及示指桡侧面在患部搓动的一种手法。

【手法作用】 适用于头部、胁肋部、腰部、上肢、下肢。具有舒筋通络,消炎散肿,调和气血,解痉止痛,祛风散寒的功效。

【操作方法】 以双手手指和手掌着力于肢体两侧面,相对用力做方向相反的来回快速搓揉,或以拇指尺侧面及示指桡侧面在患部搓动(图3-2-18)。

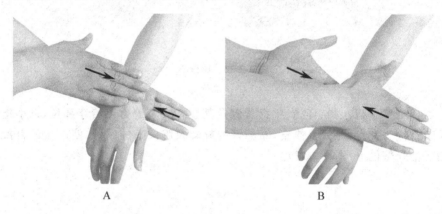

A　　　　　　　　　　　　B

图 3-2-18　搓法

【注意事项】 搓法和散法有时很难截然分开,施以压力为搓,不施压力为散,搓和散可以结合起来运用。操作时动作要连贯、协调,搓时速度宜快。

十一、抖　法

抖法是用单手或双手握住患者肢体的远端,稍用力做小幅度的、连续的、频率较快的上下抖动的一种手法。

【手法作用】 本法多用于四肢关节,尤以肩关节最为常用,有活动关节,松弛肌肉,扩大关节间隙,增加关节活动幅度,缓解外伤后所引起的关节功能障碍并有减轻手法过程中的反应,增加患肢舒适感的作用。

【操作方法】 用单手或双手握住患者肢体的远端,稍用力做小幅度的、连续的、频率较快的上下抖动。抖法包括肩部抖法和腰部抖法。肩部抖法较为常用。

肩部抖法　双手握住患者的手腕部或手掌部,使肩关节外展,上肢向外侧抬起约 60°,先牵引,在牵引的情况下,做连续、小幅度、均匀、快速的上下抖动,并使抖动的振幅,由腕关节逐渐传递到肩部,使肩关节和上肢产生舒松的感觉(图 3-2-19)。

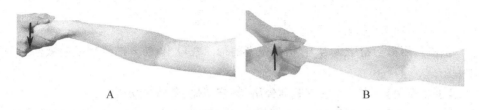

A
B

图 3-2-19　肩部抖法

【操作技巧】　操作时颤动幅度要小、频率要快,同时嘱患者充分放松肌肉。

【注意事项】　本法常配合按摩、搓法等手法,综合运用于理筋手法的结束阶段。

十二、拿　　法

拿法是以拇指掌面与其余四指掌面对合呈钳形,捏住患者的某一部位或穴位,施以夹力,以掌指关节的屈伸运动所产生的力将患者肌肉提起,并做轻重交替而连续地一紧一松的捏提和捏揉动作的手法。

【手法作用】　具有疏通经络,活血化瘀,解痉止痛,解除疲劳,松解软组织粘连的功效,适用于颈肩、四肢关节部位等的痉挛、粘连及肌肉疼痛等症。

【操作方法】　以拇指掌面与其余四指掌面对合呈钳形,捏住患者某一部位或穴位,施以夹力,然后以掌指关节的屈伸运动所产生的力将患者肌肉提起,并做轻重交替而连续的一紧一松的捏提和捏揉(图 3-2-20)。

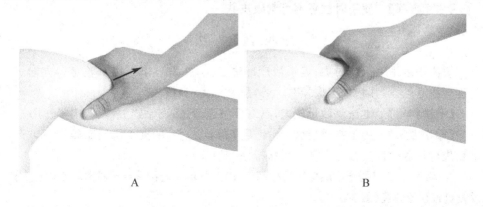

A
B

图 3-2-20　拿法

第3章　拉筋操作方法

【操作技巧】 操作时用力要由轻到重,动作缓和而连贯。

【注意事项】 操作时指间关节伸直或微屈,应边拿边提,提拿有弹性,逐渐加力,最后要把力卸掉,不可用指端、指甲抠掐。常见拿肩井,力应在拇指上,而不在其他四指。

十三、掐　　法

掐法是用拇指指甲尖着力,掐于患者的治疗穴位上,使其产生较强刺激性的一种手法。

【手法作用】 本手法具有疏通经络、解痉镇痛、急救等功效。

【操作方法】 以拇指指尖着力,掐于患者治疗穴位上,使其产生相应感觉(图3-2-21)。

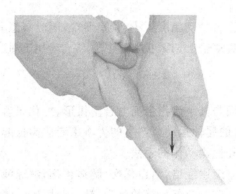

图 3-2-21　掐法

【操作技巧】 操作时要用指甲缘靠近指腹处。

【注意事项】 使用时注意不可刺破皮肤。

十四、拨　　法

拨法是运用手指或肘尖,点于治疗部位之上,并垂直于肌肉肌腱走行方向,反复进行往返弹拨,其状如弹拨琴弦之势,故又称为"弹拨法"。

【手法作用】 本法刺激量较大,具有缓解痉挛、拨离粘连、放松肌肉等作用。

【操作方法】 用手指或肘尖,点于治疗部位之上,垂直于肌肉肌腱走行方向,反复进行往返弹拨。拨法主要包括指拨法和肘拨法。

1. 指拨法　以拇指指端按于治疗部位,以上肢带动拇指垂直于肌肉肌腱走行方向反复进行往返弹拨(图3-2-22)。

2. 肘拨法　以肘尖着力于治疗部位,垂直于肌肉肌腱走行方向反复进行往返弹拨(图3-2-23)。

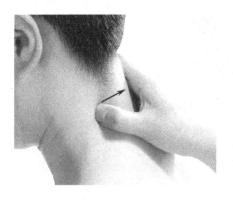

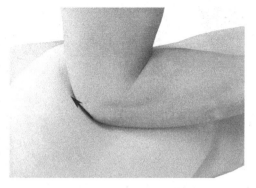

图 3-2-22　指拨法　　　　　　　　　　　　图 3-2-23　肘拨法

【操作技巧】　操作时应将自身的气力运用到指或肘,以增强力量。作用部位常为肌肉的条索、结节处。

【注意事项】　点拨法不宜操作时间太长,以免损伤操作者手指。

十五、击　　法

击法是指用双手的手指、小鱼际或拳、拳背、指尖等着力,在患者的肢体体表上,有节率叩击的手法。

【手法作用】　本法具有疏通经络,调和气血,提神解疲的作用。

【操作方法】　用双手的手指、小鱼际或拳、拳背、指尖等着力,在患者的肢体体表上,进行有节率的叩击。主要有拳击法、掌根击法、侧击法、指尖击法和拳击法,临床上侧击法使用较多。

1. 拳击法　手握空拳,腕伸直,用掌背平击体表。常用于腰背部。

2. 掌根击法　手指自然松开,腕伸直,用掌根叩击体表。适用于头顶、腰臀及四肢部。

3. 侧击法　双手五指伸直分开,腕略背伸,以手的尺侧着力,有弹性、有节律地击打患者体表(图 3-2-24)。常用于腰背和四肢部。

4. 指击法　手指半屈曲位,用指端轻轻打击体表,如雨点落下。常用于头面和胸腹部。

【操作技巧】　操作时要注意垂直叩击体表,速度均匀而有节奏。要求打击时蓄劲收提,用力轻巧而有反弹感,以免患者有振痛。

【注意事项】　本法属于"刚劲"手法,较适合于肌肉丰厚的部位,击打时力量要轻巧适度,不要停顿或拖拉,用力要稳,避免暴力。

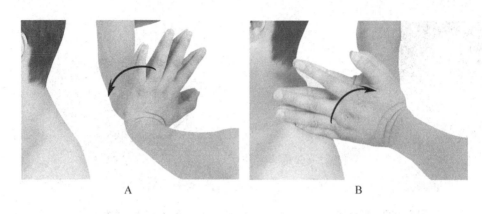

A

B

图 3-2-24　侧击法

十六、摇　　法

摇法是指一手握住或按住患者某一关节近端肢体,另一手握住关节远端肢体,以被摇关节为轴,环旋摇动肢体的手法。

【手法作用】　本手法具有滑利关节,松解粘连,解除痉挛的作用。适用于四肢关节及颈项、腰部的关节强硬、屈伸不利等症。

【操作方法】　以一手握住或按住患者某一关节近端肢体,另一手握住关节远端肢体,以被摇关节为轴,环旋摇动肢体。主要有颈部摇法、肩部摇法、腕部摇法、腰部摇法、髋部摇法和踝部摇法。

1. 颈部摇法　一手扶住患者的头顶后部,另一手托住下颏,做左右环转摇动。

2. 腰部摇法　令患者取坐位,腰部放松,助手固定患者下肢,术者抱住患者的躯干,做回旋环转运动。

3. 肩部摇法　一手托住患侧肘关节,另一手轻压在患侧肩关节上,使肩关节沿前下→前上→后上→后下的方向摇动(图 3-2-25)。

4. 髋关节摇法　患者仰卧位,髋膝屈曲,术者一手托住患者足跟,一手扶住膝部,做髋关节环转摇动。

5. 踝关节摇法　一手托住患者足跟,另一手握住踇趾部,做踝关节的环转摇动。

【操作技巧】　操作时动作要和缓,用力要稳,摇动方向和幅度需在各关节正常活动范围内进行,由小到大,循序渐进。

【注意事项】　施术时务必使患者充分放松,不要形成抵抗力。

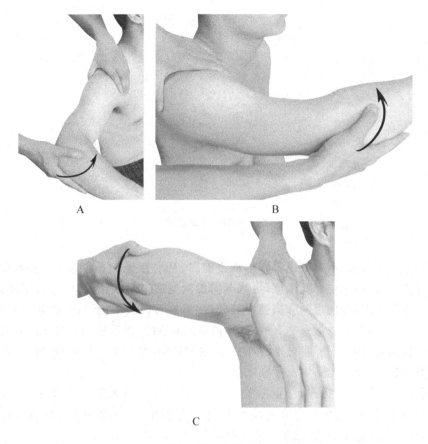

A

B

C

图 3-2-25　肩部摇法

十七、扳　　法

扳法是指用双手着力,用一手固定住患者关节的近端,另一手作用于关节的远端,然后双手做反向或同一方向用力,使关节慢慢被动活动至有阻力时,再做一短促的、稍增大幅度的、有控制的、突发性扳动的一种手法。

【手法作用】　本法是使受术的关节在正常活动范围内被动达到最大限度活动的手法,应用于颈、腰等关节,具有纠正错位,解除粘连,通利关节,舒筋活络的作用。

【操作方法】　用双手着力,用一手固定住患者关节的近端,另一手作用于关节的远端,然后双手做反向或同一方向用力,使关节慢慢被动活动至有阻力时,再做一短促的、稍增大幅度的、有控制的、突发性的扳动。扳法包括颈部扳法(图 3-2-26)和腰部扳法。

颈椎旋转定位扳法　患者取坐位,颈项部放松,术者站于其后侧方,用一手拇

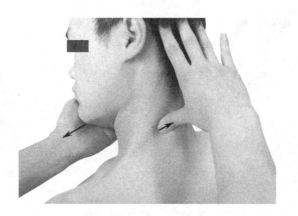

图 3-2-26　颈部扳法

指顶按住患椎棘突旁,并嘱患者颈部慢慢前屈、至术者拇指下感到有棘突运动,关节间隙张开时,即稳住在此幅度,再嘱其向患侧侧屈至最大幅度,然后术者用力一手托住其下颏部,并向患侧方向慢慢旋转(注意旋转时头不能后仰、抬起),当旋转到有阻力时,随即用力做一个有控制的、稍增大幅度的、快速扳动。与此同时,顶按棘突的拇指要协调使劲,将患椎的棘突,向对侧推动,此时常可听到"咔嗒"一声,拇指下并有棘突的跳动感,提示手法成功。

　　【操作技巧】　在操作时,要将施术部位被动旋转至最大限度后,两手同时用力做相反方向扳动。可配合呼吸完成操作,整个过程中,动作必须果断而快速,用力要稳,两手动作协调,扳动幅度一般不超过各关节正常活动范围。

　　【注意事项】　扳法具有一定危险性,应由专业人员操作。

第4章　常见病的拉筋治疗

第一节　常见颈肩部骨科疾病的拉筋治疗

一、颈部扭挫伤

因各种暴力使颈部过度扭转,或受暴力打击使颈部软组织损伤,出现颈部肌肉、韧带痉挛疼痛、活动受限为主要表现的疾病,称为颈部扭挫伤,中医学称之为"颈部伤筋"。本病主要是由于外力作用在颈部,造成颈部肌筋损伤,伤及脉络,气血阻滞,筋脉不通,筋位失常所致。临床中损伤部位好发于胸锁乳突肌、斜方肌上部、斜角肌、颈夹肌及头长肌等,尤其以胸锁乳突肌及斜方肌上部多见。

【临床表现】

1. 有明确颈部损伤史　损伤较轻者仅出现疼痛,无明显肿胀;损伤较重者除局部疼痛的症状外,还可出现局部肿胀。

2. 颈部活动受限　颈部呈僵直状,因颈部肌肉痉挛,头颈僵直而固定在某一特定的姿势上,或向左侧偏,或向右侧偏。

【治疗手法】

1. 理筋手法

(1)捏拿颈项肌:患者正坐位,术者站在患者的侧后方,一手扶住患者的头部,另一手在颈部压痛点和痛性结节(位于枕外隆突下至 C_7 棘突正中线及其旁开处)做广泛且深透的拿法,约 5min。施术时拇指与其余四指对合呈钳形,施以夹力,以掌指关节的屈伸运动所产生的力,捏拿治疗部位,即捏而提起称为拿法,拿时自上而下,前臂放松,手掌空虚,捏拿的方向要与肌腹垂直,动作要连贯,用力由轻到重,不可突然用力,注意指间关节不动。重点放松颈部两侧肌肉,此时患者局部应有酸胀感(图 4-1-1)。

(2)点按风池:患者正坐位,术者站于患者侧后方,以一手扶患者前额,另一手拇指点按风池穴(项后枕骨下两侧凹陷处,当斜方肌上部与胸锁乳突肌上端之间)约 1min。施术时以拇指指端着力,持续按压患者的穴位,即为点法,也称点穴。在点穴时配合瞬间加大力度点按人体的穴位,即为点按。注意施术时手指应用力保持一定姿势,避免在点的过程中出现手指过伸或过屈,造成损伤(图 4-1-2)。

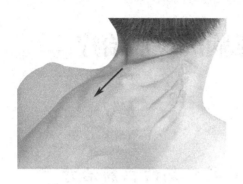

图 4-1-1　捏拿颈项肌

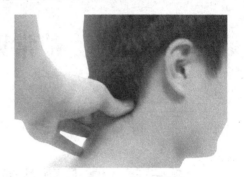

图 4-1-2　点按风池

（3）弹拨颈项部痛点：患者正坐位,术者站在患者的侧后方,以一手固定患者前额,另一手的拇指螺纹面弹拨颈部痛点及痛性结节,约 3min。本病痛点一般在颈椎中正线及两侧旁开 1 寸部位,触摸时能感觉到有肌肉筋结异常反应点。弹拨法施术时以拇指螺纹面按于施治部位上,以上肢带动拇指,垂直于肌腱、肌腹、条索往返用力推动,先按后拨,掌指关节及指间关节不动,拇指应做对掌运动,随后反复弹拨颈项后、枕部肌肉数分钟,以缓解肌肉痉挛,促进局部血液循环,减轻疼痛(图 4-1-3)。

（4）擦揉肩背：患者正坐或俯卧位,术者站于其身侧,用擦法放松肩背部肌肉8～10min。施术时用小指、环指、中指背侧及掌指关节着力于肩背部,以小指掌指关节背侧为支点,肘关节伸直,靠前臂的旋转及腕关节的屈伸,使产生的力作用于治疗部位上。先由病变远端或健侧逐渐向最痛部位接近,力量由轻到重(图4-1-4)。

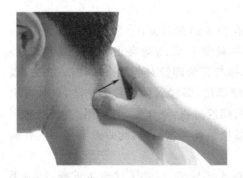

图 4-1-3　弹拨颈项部痛点

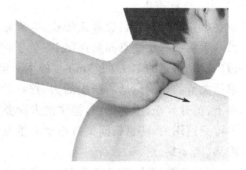

图 4-1-4　擦揉肩背

2. 肌肉拉伸方法

(1)斜方肌拉伸:患者取坐位,保持上半身直立,头部微微后仰,操作者立于患者患侧边,一手手肘压在患者的患侧肩峰处,另一手手掌置于患者头部颞侧,嘱咐患者缓慢深呼吸,当患者呼气时,将患者头部向对侧肩膀方向轻微发力压迫,缓慢加大力度,以患者能忍受为止,患者自由呼吸,保持10s,连续进行3次拉伸(图4-1-5)。

(2)胸锁乳突肌拉伸:患者取坐位,保持上半身直立,操作者立于患者患侧边,一手手肘压在患者的右侧肩峰处,另一手手掌置于患者头部颞侧,嘱咐患者缓慢深呼吸,当患者呼气时,将患者头部向对侧斜后方轻微发力压迫,达到最大限度,以患者能忍受为止,患者自由呼吸,保持10s,连续进行3次拉伸(图4-1-6)。

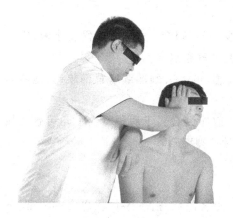

图 4-1-5　斜方肌拉伸

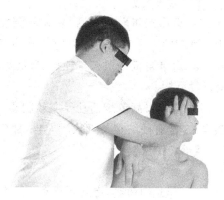

图 4-1-6　胸锁乳突肌拉伸

(3)头半棘肌拉伸:患者取坐位,上半身保持直立,头部微微向侧方旋转。操作者立于患者后边,一手屈曲,以肘窝固定住患者下颌骨处,另一手手掌置于患者头部枕骨处,将患者头部固定;嘱咐患者缓慢深呼吸,当患者呼气时,两手同时发力将患者头部向直上方缓慢发力提升,达到最大限度后,患者自由呼吸,保持10s,连续进行3次拉伸(图4-1-7)。

【注意事项】

1. 应排除颈椎骨折、脱位后,才可施用上述手法,切忌盲目治疗,以免加重损伤。

2. 颈项部施用理筋及肌肉拉伸手法时,手法宜轻柔,切忌粗暴,以免损伤颈项部脊髓造成截瘫。

3. 可配合一些理疗,外擦正红花油等治疗。

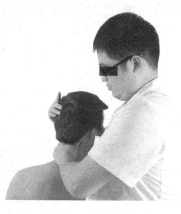

图 4-1-7　头半棘肌拉伸

二、肩胛提肌损伤

肩胛提肌损伤是临床上一种常见的颈肩部疾病,多由突然动作造成损伤或由于长期低头伏案,积久劳损所致,大多被含糊地诊断为颈部损伤,或背痛、肩胛痛,亦被诊断为颈椎病或肩周炎等。大多由突然性动作造成损伤。上肢突然过度后伸,使肩胛骨上提和向内上方旋转,肩胛提肌突然强烈收缩,由于肩胛骨周围软组织的影响,使肩胛骨与肩胛提肌不能同步运动,而造成肩胛骨脊柱缘的内上角肩胛提肌附着处的损伤。大多发生在上 4 个颈椎横突处(肩胛提肌的起点处),且损伤处瘢痕变性较明显。

【临床表现】

1. 以中老年发病常见,多为单侧发病少为双侧同时发病。病程多缓慢,少见于急性起病者。病久者可同时伴有颈肩部其他软组织损伤。

2. 患者自觉颈根部有钝痛、酸沉等不适感,可向头颈部或肩背部放射,重者可有活动受限。

3. 双侧发病者颈活动受限较明显,尤以前屈为著。于肩胛骨内上角可查得压痛点,多伴有硬结和条索状反应物,部分患者有剥离感。

【治疗手法】

1. 理筋手法

(1)揉拿颈项肌:患者正坐位,术者站在患者的后方,一手扶住患者的头部,另一手在颈部压痛点和痛性结节(多位于上 4 个颈椎横突的后结节处)做广泛且深透的拿法,约 3min。施术时拇指与其余四指对合呈钳形,施以夹力,以掌指关节的屈伸运动所产生的力,捏拿治疗部位,即捏而提起称为拿法,拿时自上而下,前臂放松,手掌空虚,捏拿的方向要与肌腹垂直,动作要连贯,用力由轻到重,不可突然用力,注意指间关节不动。重点放松肩胛提肌,患者局部应有酸胀感(图 4-1-8)。

(2)弹拨颈项部痛点:患者正坐位,术者站在患者的侧后方,以一手固定患者前

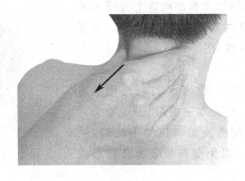

图 4-1-8　揉拿颈项肌

额,另一手的拇指螺纹面弹拨颈部痛点及痛性结节,约 3min。本病痛点一般在肩胛骨内上角及 C_1～C_3 横突处,触摸时能感觉到肌肉、筋结等异常反应点;弹拨法施术时以拇指螺纹面按于施治部位上,以上肢带动拇指,垂直于肌腱、肌腹、条索往返用力推动,先按后拨,掌指关节及指间关节不动,拇指应做对掌运动,随后反复弹拨颈项部肌肉数分钟,以缓解肌肉痉挛,促进局部血液循环,减轻疼痛(图4-1-9)。

(3)揉揉肩背:患者正坐或俯卧位,术者站于其身侧,用揉法放松肩背部肌肉 8～10min。施术时用小指、环指、中指背侧及掌指关节着力于肩背部,以小指掌指关节背侧为支点,肘关节伸直,靠前臂的旋转及腕关节的屈伸,使产生的力作用于治疗部位上。先由病变远端或健侧逐渐向最痛部位接近,力量由轻到重(图4-1-10)。

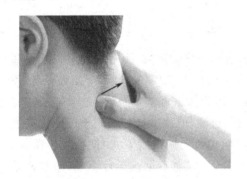

图 4-1-9　弹拨颈项部痛点

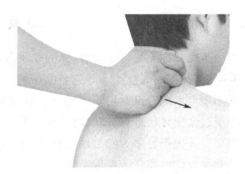

图 4-1-10　揉揉肩背

2.肌肉拉伸方法

(1)斜方肌拉伸:患者取坐位,保持上半身直立,头部微微后仰,操作者立于患者患侧边,一手手肘压在患者的右侧肩峰处,另一手手掌置于患者头部颞侧,嘱咐患者缓慢深呼吸,当患者呼气时,将患者头部向对侧肩膀方向轻微发力压迫,缓慢加大力度,以患者能忍受为止,患者自由呼吸,保持 10s,连续进行 3 次拉伸(图4-1-11)。

(2)肩胛提肌拉伸:患者取坐位,保持上半身直立,先向前低头,然后向健侧转45°,操作者立于患者患侧边,一手手肘压在患者的右侧肩峰处,另一手手掌置于患者头部后侧,嘱咐患者缓慢深呼吸,当患者呼气时,将患者头部向对侧斜下方轻微发力压迫,达到最大限度,以患者能忍受为止,患者自由呼吸,保持 10s,连续进行 3次拉伸(图4-1-12)。

【注意事项】　在治疗的同时应注意纠正工作姿势、调整工作强度,注意颈肩部保健和运动锻炼。

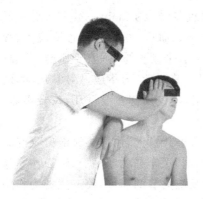

图 4-1-11　斜方肌拉伸

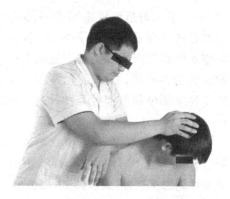

图 4-1-12　肩胛提肌拉伸

三、落　枕

落枕又称失枕，是一种常见的颈项部软组织损伤性疾病，因睡醒后出现颈项部酸痛、活动不利等症状。其主要临床特征为睡醒后出现颈项部疼痛，活动不利，颈项不能自由旋转以及后倾等动作。其主要病因为睡眠姿势不良，使颈项部长时间处于过度扭转状态；或睡眠时枕头过低、过高、过硬，使颈项长时间处于过伸位或过屈位。其损伤性质为静力性损伤，即颈项部肌肉长时间过度紧张，就会发生落枕，而非突发性的损伤。中医学认为，平素身体衰弱，气血不足或运行不畅，筋肉缺乏锻炼，舒缩活动失调，复感受风寒之邪，风寒客于颈项部肌肉，致使经络不舒，气血凝滞而痹阻不通，僵直疼痛而致本病。本病多见于青壮年，男多于女，春冬两季发病率较高。本病起病较快，病程短，多在1周内可自行痊愈，但易于复发。

【临床表现】

1. 一般无外伤史，多因睡眠姿势不良或感受风寒后所致。

2. 急性发病，多数患者在晨起时突然感觉颈项部疼痛不适，出现一侧颈部疼痛、酸胀，头部被迫采取强迫体位，不能自由转动，俯仰也感困难。活动时伤侧胀痛加剧，严重者使头部歪向病侧。

3. 患侧常有颈肌痉挛，胸锁乳突肌、斜方肌、大小菱形肌及肩胛提肌等处压痛和僵直，在肌肉紧张处可触及肿块和条索状的改变。

4. 由外感风寒所致者，患者有恶风怕冷感，风寒刺激后症状加重。严重者可向肩背部或一侧上臂放射。

【治疗手法】

1. 理筋手法

(1)点按合谷、外关、落枕穴：患者正坐位，术者站于其患侧侧后方，用拇指指端用力向下点按患侧合谷、外关、落枕穴，每穴点按30s至1min，强刺激，点穴的同时应嘱患者活动颈部。待疼痛缓解后再进行其他手法治疗(图 4-1-13)。

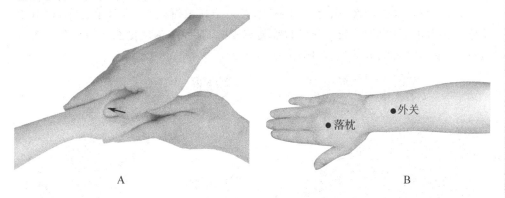

图 4-1-13　点按合谷、落枕、外关
A. 点按合谷；B. 点按落枕、外关

(2)揉拿颈肩:患者正坐位,术者站在患者的侧后方,在颈项部和肩部施用揉拿法。力量要广泛且深透,约 5min。施术时拇指与其余四指对合呈钳形,施以夹力,以掌指关节的屈伸运动所产生的力,捏拿治疗部位,即捏而提起称为拿法,拿时顺序应从上到下,从中央到两边,从健侧到患侧,力量由小到大,力量作用的层次从浅到深,前臂放松,手掌空虚,揉拿的方向要与肌腹垂直,动作要有连贯性,用力由轻到重,不可突然用力,注意指间关节不动。重点放松胸锁乳突肌和斜方肌,患者局部应有酸胀感(图 4-1-14)。

(3)拔伸颈部:患者仰卧位,术者坐于其头前方,一手托住患者后枕部,另一手置于患者下颌处,两手同时用力缓慢拔伸患者颈部。本法纠正颈椎椎间关节的紊乱,同时也可缓解颈部肌肉痉挛(图 4-1-15)。

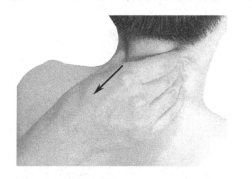

图 4-1-14　揉拿颈肩

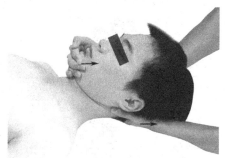

图 4-1-15　拔伸颈部

(4)掌擦肩部:患者正坐位,术者站于其患侧侧后方,用手掌在颈肩部做擦法约1min。施术时以手掌着力,要做直线往返快速擦动,以透热为度,用以改善局部血液循环,缓解肌肉痉挛,达到活血止痛的目的(图4-1-16)。

(5)小鱼际侧击局部:患者正坐位,术者站于其患侧侧后方,双手合十,用双手手掌尺侧侧击颈肩部2min。施术时腕关节放松,双手手掌尺侧有节律地弹性击打局部,力度以患者觉舒适为度(图4-1-17)。

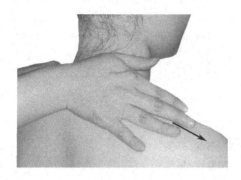 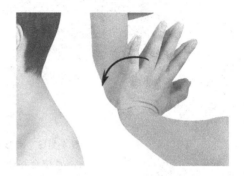

图4-1-16 掌擦肩部　　　　　　　　图4-1-17 小鱼际侧击局部

2. 肌肉拉伸方法

(1)斜方肌拉伸:患者取坐位,保持上半身直立,头部微微后仰,操作者立于患者患侧边,一手手肘压在患者的右侧肩峰处,另一手手掌置于患者头部颞侧,嘱咐患者缓慢深呼吸,当患者呼气时,将患者头部向对侧肩膀方向轻微发力压迫,缓慢加大力度,以患者能忍受为止,患者自由呼吸,保持10s,连续进行3次拉伸(图4-1-18)。

(2)胸锁乳突肌拉伸:患者取坐位,保持上半身直立,操作者立于患者患侧边,一手手肘压在患者的右侧肩峰处,另一手手掌置于患者头部颞侧,嘱咐患者缓慢深呼吸,当患者呼气时,将患者头部向对侧斜后方轻微发力压迫,达到最大限度,以患者能忍受为止,患者自由呼吸,保持10s,连续进行3次拉伸(图4-1-19)。

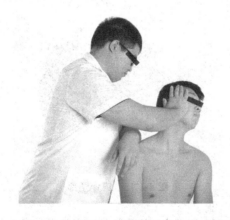 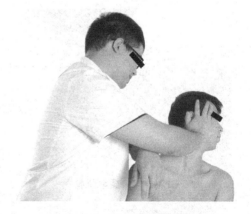

图4-1-18 斜方肌拉伸　　　　　　　图4-1-19 胸锁乳突肌拉伸

（3）头半棘肌拉伸：患者取坐位，保持上半身直立，先向前低头，然后向一侧转45°，操作者立于患者一边，一手手肘压在患者的一侧肩峰处，另一手手掌置于患者头部后侧，嘱咐患者缓慢深呼吸，当患者呼气时，将患者头部向对侧斜下方轻微发力压迫，达到最大限度，以患者能忍受为止，患者自由呼吸，保持10s，连续进行3次拉伸（图4-1-20）。

（4）菱形肌拉伸：此肌肉主要以自我拉伸为主。患者坐位，肩、肘关节屈曲90°，使上臂位于胸前，这一动作可使肩胛骨远离脊柱、牵伸菱形肌，用另一只手握住肘部，以固定手臂。试着让肩胛骨靠近脊柱，使菱形肌等长收缩6s。等长收缩之后，使上臂在胸前伸向对侧更远处，达到最大限度后患者自由呼吸，保持10s，连续进行3次拉伸（图4-1-21）。

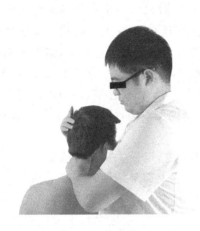

图4-1-20　头半棘肌拉伸

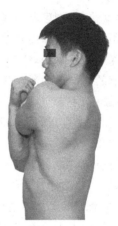

图4-1-21　菱形肌拉伸

【注意事项】

1. 睡枕要合适，避免受风寒。

2. 手法旋转颈部时要轻，切忌粗暴。

3. 可配合理疗，外搽活血舒筋药水以求速效。

4. 若反复发生落枕，可导致颈椎病。

四、颈椎小关节错位

颈椎小关节错位，系指颈椎小关节在扭转外力作用下，发生侧向微小移动，且不能自行复位而导致颈椎功能障碍。颈椎的关节突较低，上关节突朝上偏于后方，下关节突朝下偏于前方。关节囊较松弛，可以滑动，横突之间往往缺乏横突韧带，因此，颈椎稳定性较差。

【临床表现】

1. 有外伤史或无明显外伤史。

2. 颈肩酸胀痛不适。

3. 有时颈部基本无不适，而仅有因刺激交感神经纤维而产生症状，如头痛或头晕，或眼胀、视力减退、耳鸣、听力下降、失眠、记忆减退或心胸不适，有时心慌、血压异常等。

4. 颈部僵硬、活动不自如，颈部屈伸、左右侧弯、左右旋转的部分活动轻度受限有牵掣感。

5. 摸诊颈椎两侧小关节突，病变小关节处有隆凸、两侧明显不对称，关节突上的软组织手感增厚，并有明显触压痛感。

【治疗手法】

1. 理筋手法

(1) 捏拿颈项肌：患者正坐位，术者站在患者的侧后方，一手扶住患者的头部，另一手在颈部压痛点和痛性结节（位于枕外隆突下至 C_7 棘突正中线及其旁开处）做广泛且深透的捏拿法，约 5min。施术时拇指与其余四指对合呈钳形，施以夹力，以掌指关节的屈伸运动所产生的力，捏拿治疗部位，捏而提起称为拿法，拿时自上而下，前臂放松，手掌空虚，捏拿的方向要与肌腹垂直，动作要连贯，用力由轻到重，不可突然用力，注意指间关节不动。重点放松颈部两侧肌肉，此时患者局部应有酸胀感（图 4-1-22）。

(2) 点按风池：患者正坐位，术者站于患者侧后方，以一手扶患者前额，另一手拇指点按风池穴（项后枕骨下两侧凹陷处，当斜方肌上部与胸锁乳突肌上端之间）约 1min。施术时以拇指指端着力，持续按压人体的穴位，即为点法，也称点穴。在点穴时配合瞬间加大力度点按人体的穴位，即为点按。注意施术时手指应用力保持一定姿势，避免在点穴的过程中出现手指过伸或过屈，造成损伤（图 4-1-23）。

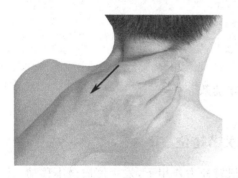
图 4-1-22　捏拿颈项肌

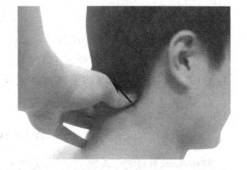
图 4-1-23　点按风池

(3) 弹拨颈项部痛点：患者正坐位，术者站在患者的侧后方，以一手固定患者前额，另一手的拇指螺纹面弹拨颈部痛点及痛性结节，约 3min。本病痛点一般在颈椎中正两侧旁开 1 寸处，触摸时能感觉到肌肉筋结等异常反应点。弹拨法施术时以拇指螺纹面按于施治部位上,以上肢带动拇指,垂直于肌腱、肌腹、条索往返用力推动,先按后拨,掌指关节及指间关节不动,拇指应做对掌运动,随后反复弹拨颈项后、枕部肌肉数分钟,以缓解肌肉痉挛,促进局部血液循环,减轻疼痛(图4-1-24)。

(4)拿肩井:患者取坐位,术者立于其后,拿肩井(在肩上,当大椎穴与肩峰的连线的中点)10次,力度以患者能耐受为度。施术时一手的拇指与其余四指对合呈钳形,施以夹力,在施治部位做广泛且深透的拿法,拿时自上而下,放松肌肉。在做拿法时,前臂放松,手掌空虚,捏拿的方向要与肌腹垂直,动作要连贯,用力由轻到重,不可突然用力,应以掌指关节运动为主捏拿肌腹,指间关节不动(图4-1-25)。

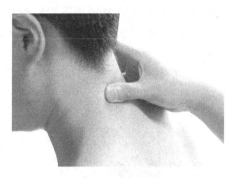

图4-1-24 弹拨颈项部痛点

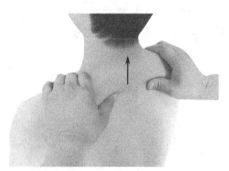

图4-1-25 拿肩井

(5)拔伸减压:患者仰卧位,术者站于其患侧侧后方,一手托住患者后枕部,另一肘夹住患者下颌,反复用力,缓慢向后上方拔伸患者颈部。本法纠正颈椎小关节的紊乱,同时也可缓解颈部肌肉痉挛(图4-1-26)。

(6)扳法复位:患者正坐位,术者站于其患侧侧后方,施以颈椎定位旋转扳法,本法适用于有棘突偏歪,旋转活动受限者(图4-1-27)。

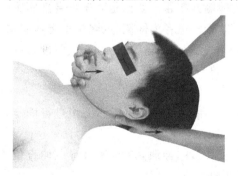

图4-1-26 拔伸减压

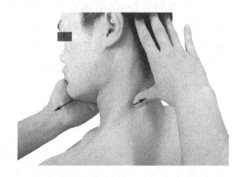

图4-1-27 颈椎定位旋转扳法

2.肌肉拉伸方法

(1)斜方肌拉伸:患者取坐位,保持上半身直立,头部微微后仰,操作者立于患者患侧边,一手手肘压在患者的右侧肩峰处,另一手手掌置于患者头部颞侧,嘱咐患者缓慢深呼吸,当患者呼气时,将患者头部向对侧肩膀方向轻微发力压迫,缓慢加大力度,以患者能忍受为止,患者自由呼吸,保持10s,连续进行3次拉伸(图4-1-28)。

(2)头半棘肌拉伸:患者取坐位,保持上半身直立,先向前低头,然后向一侧转45°,操作者立于患者一边,一手手肘压在患者的右侧肩峰处,另一手手掌置于患者头部后侧,嘱咐患者缓慢深呼吸,当患者呼气时,将患者头部向对侧斜下方轻微发力压迫,达到最大限度,以患者能忍受为止,患者自由呼吸,保持10s,连续进行3次拉伸(图4-1-29)。

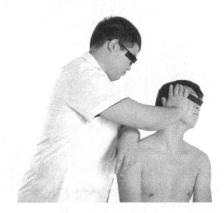 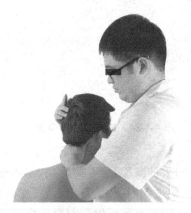

图4-1-28　斜方肌拉伸　　　　　　图4-1-29　头半棘肌拉伸

(3)头夹肌拉伸:患者取坐位,头颈部向健侧方侧屈。操作者立于患者患侧边,一手手肘压在患者的患侧肩峰处,另一手手掌置于患者头部侧方,嘱咐患者缓慢深呼吸,当患者呼气时,将患者头部向对侧斜下方轻微发力压迫,达到最大限度,以患者能忍受为止,患者自由呼吸,保持10s,连续进行3次拉伸(图4-1-30)。

【注意事项】

1.佩戴颈托　颈椎小关节错缝复位后,可用前高后低的环形围领进行固定,也可佩戴颈托固定。

2.练功疗法　去掉外固定后,积极锻炼颈部的伸肌,使颈部保持在伸直位,睡眠时颈下或肩下垫枕头,使颈部处于轻度伸直位。

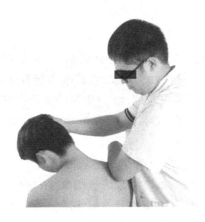

图 4-1-30　头夹肌拉伸

五、前斜角肌综合征

前斜角肌综合征是由于前斜角肌痉挛、肥大、强立或止点异常等,改变压迫了其下的锁骨下动脉和下臂丛神经而产生的一系列神经、血管受压所引起的综合征。常见病因为颈部外伤引起该肌反射性痉挛,或劳损而引起该肌紧张,也可因过度使用而使该肌肥厚,如射击、杂技等项目。此外,颈椎病,颈肋、C_7横突过长及第一肋骨变异,或局部肿瘤等也可引起本病。本病的形成与神经血管束通过三角间隙有关:①先天性畸形,前、中斜角肌融合成一体;②前斜角肌肥大;③前斜角肌的附着点靠外,造成三角间隙的狭窄。以上三种情况均可使神经血管束受压而产生斜角肌症候群,主要出现血管、尺神经及正中神经受压症状。中医学认为,气血瘀滞为本病病机的关键,肝血亏虚、风邪侵袭多为久病体虚迁延不愈的发病机制。本病多见于中年人,女性多于男性,右侧多于左侧,多见于弱力型体型。

【临床表现】　临床表现因受压组织不同而异。

1.锁骨下动脉受压　其疼痛具有血管性疼痛性质,起病突然,开始时自颈部向上肢尤其是尺侧放射,疼痛以麻木、刺痛为主,疼痛部位界限不清。疼痛程度常随颈部和上肢位置改变而变化,颈部伸直时疼痛加重,项部屈曲时疼痛可缓解。当颈椎活动、深吸气、上肢上举外展时疼痛加剧,严重者可累及枕部和胸部。此外可有血管症状,患肢发凉、发绀呈苍白色,以手部明显,尤其下垂时更加明显。患侧脉搏减弱,血压减低,可出现患肢水肿,严重者可有指端坏死、点状瘀斑等。

2.臂丛神经受压　发生于长期病变者,臂丛下干受压,疼痛呈锐痛性质并向前臂内侧以及第4、5手指放射。日久出现受累区域及手部小肌肉,如大鱼际、小鱼际、蚯蚓肌及骨间肌等萎缩,肌力减退。

3.锁骨下动脉与臂丛神经同时受压　与颈肋症状相同。

【治疗手法】

1. 理筋手法

(1)按揉乳突:患者坐位,术者站于其身体侧后方,用拇指按揉患者乳突,持续约1min。施术时用拇指螺纹面着力于穴位上,其余四指置于其对侧或相应的部位以助力,拇指指面用力向下按压的同时,以上肢带动拇指做环旋揉动,注意着力部位要吸定于治疗部位,按中有揉,揉中有按,并带动深层组织,揉动的幅度要适中,不宜过大或过小(图4-1-31)。

(2)捏拿颈项肌:患者正坐位,术者站在患者的侧后方,一手扶住患者的头部,另一手在颈部压痛点和痛性结节做广泛且深透的拿法,约3min。施术时拇指与其余四指对合呈钳形,施以夹力,以掌指关节的屈伸运动所产生的力,捏拿治疗部位,即捏而提起称为拿法,拿时自上而下,前臂放松,手掌空虚,捏拿的方向要与肌腹垂直,动作要连贯,用力由轻到重,不可突然用力,注意指间关节不动。重点放松颈部两侧肌肉,此时患者局部应有酸胀感(图4-1-32)。

(3)点按缺盆:患者正坐位,术者站于患者侧方,以一手扶患者肩背部,另一手拇指点按缺盆穴(在锁骨上窝中央,距前正中线4寸)约1min。施术时以拇指指端着力,持续按压人体的穴位,即为点法,也称点穴。在点穴时配合瞬间加大力度点按人体的穴位,即为点按。注意施术时手指应用力保持一定姿势,避免在点穴的过程中出现手指过伸或过屈,造成损伤(图4-1-33)。

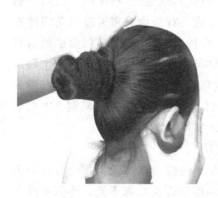

图 4-1-31　按揉乳突

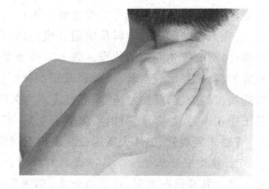

图 4-1-32　捏拿颈项肌

(4)小鱼际侧击颈项外侧:患者正坐位,术者站于其患侧侧后方,双手合十,用双手手掌尺侧侧击颈项部外侧2min。施术时腕关节放松,双手手掌尺侧有节律地弹性击打局部,力度以患者感觉舒适为度(图4-1-34)。

(5)拿揉上肢:患者正坐位,术者坐于其患侧,用拿揉法在上肢的尺侧从腋窝开始经肘部到前臂进行治疗,往返操作5~8遍。施术时拇指与其余四指对合呈钳形,施以夹力,以掌指关节的屈伸运动所产生的力,自上而下往返捏拿治疗部位,力

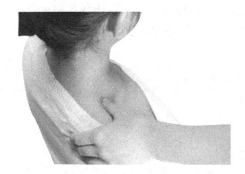

图 4-1-33　点按缺盆

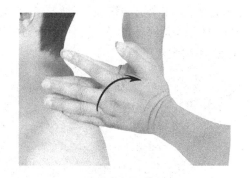

图 4-1-34　小鱼际侧击颈项外侧

量从小到大,作用层次由浅至深(图 4-1-35)。

(6)捻或揉捻患处:根据不同病情予以不同治疗,可分以下两种。

①捻手指:本法适用于手指麻的患者,并配合手法。治疗时,患者正坐位,术者坐在其患肢侧,用捻法在第 4、5 手指上操作,力度要适中,每手指操作 2min。施术时以拇指与示指末端捏住施治的部位,着力做对合的左右或上下或前后的旋转捻动。注意以两手指的对合力,对称着力捻转,往返捻动,捻而滑动,用力不可呆滞,着力应相缓、持续,避免损及皮表(图 4-1-36)。

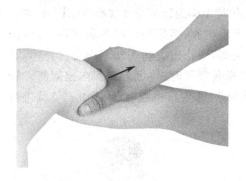

图 4-1-35　拿揉上肢

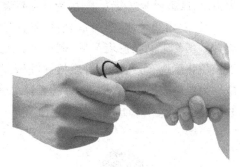

图 4-1-36　捻手指

②按揉手掌:本法适用于肌肉萎缩或肌力减退者,并配合手法。治疗时,患者正坐位,术者坐在其患肢侧的前外侧,用按揉法在萎缩处肌肉(主要是大、小鱼际,蚓状肌及骨间肌等)处操作,力度要适中,操作 2min。施术时以拇指与示指末端捏住施治的部位,着力做对合的左右或上下或前后的旋转揉捻。注意以两手指的对合力,对称着力揉捻,往返操作,用力不可呆滞,着力应相缓、持续,避免损及皮表(图 4-1-37)。

(7)抖手臂:患者正坐位,术者站于其患侧,双手握住患者的手指并使肩关节外展,先牵引,在牵引的情况下,做连续、小幅度、均匀、快速的上下抖动并使肩关节抖动的幅度最大,在抖动的过程中,可以瞬间加大抖动幅度3~5次,但只加大抖动的幅度,不加大牵引力(图4-1-38)。

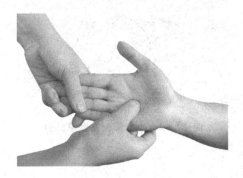

图 4-1-37　按揉手掌

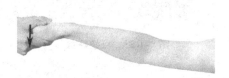

图 4-1-38　抖手臂

2. 肌肉拉伸方法

(1)斜方肌拉伸:患者取坐位,保持上半身直立,头部微微后仰,操作者立于患者患侧边,一手手肘压在患者的右侧肩峰处,另一手手掌置于患者头部颞侧,嘱咐患者缓慢深呼吸,当患者呼气时,将患者头部向对侧肩膀方向轻微发力压迫,缓慢加大力度,以患者能忍受为止,患者自由呼吸,保持10s,连续进行3次拉伸(图4-1-39)。

(2)斜角肌拉伸:患者取坐位,嘱患者下巴内收,然后向健侧侧屈,同时向患侧旋转。操作者站在患者身后,同一手固定头部,使让患者的头部紧贴自己身体,右手按压住胸廓顶,嘱咐患者缓慢深呼吸,当患者呼气时,将患者头部向健侧侧方轻微发力压迫,达到最大限度,以患者能忍受为止,患者自由呼吸,保持10s,连续进行3次拉伸(图4-1-40)。

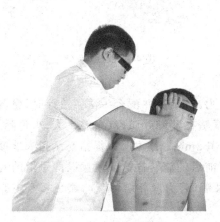

图 4-1-39　斜方肌拉伸

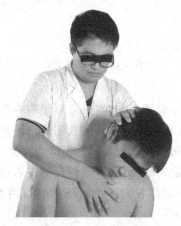

图 4-1-40　斜角肌拉伸

（3）胸锁乳突肌拉伸：患者取坐位，保持上半身直立，操作者立于患者患侧边，一手手肘压在患者的右侧肩峰处，另一手手掌置于患者头部颞侧，嘱咐患者缓慢深呼吸，当患者呼气时，将患者头部向对侧斜后方轻微发力压迫，达到最大限度，以患者能忍受为止，患者自由呼吸，保持10s，连续进行3次拉伸（图4-1-41）。

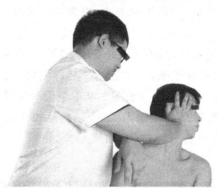

图 4-1-41　胸锁乳突肌拉伸

【注意事项】　避风寒，注意保暖。

六、神经根型颈椎病

神经根型颈椎病是颈椎病中最常见的一种，系指颈椎椎间盘退行性改变及其继发性病理改变所导致神经根受压引起相应神经分布区疼痛、麻木为主要临床表现的总称。颈椎病是因为颈椎长期劳损、外伤而形成的一种退行性病变。患者的颈椎组织和组织关系上起了比较明显的变化。如颈椎的骨赘形成，可在颈椎的前后角及其椎体的边缘部，看到骨质增生和韧带钙化。由于椎间盘的退化，关节边缘的磨损和韧带的劳损、痉挛，可导致颈椎椎间孔、椎间隙的变窄，椎体排列的失常。而这一切均可形成对附近的神经、血管及各种软组织的压迫。这种压迫可以直接形成症状。但人体的软组织本身即有很强的适应性。

在颈椎病中，由于神经根受压而产生一系列神经根疼痛、窜麻等症状，而椎动脉、静脉也可因炎性改变而粘连，固定。

【临床表现】

1. 多数在30岁以上发病。起病缓慢，病程长，反复发作。近年该病有年轻化趋势。

2. 颈肩背疼痛。此种疼痛可为持续性隐痛或酸痛，亦可为阵发性剧痛。下位颈椎病变可向前臂放射，手指有神经根性分布的麻及疼痛；有时患侧手握力减弱，手中握物有突然掉落的现象。多为单侧，也可为双侧。有些病例伴有头痛、头晕、视物模糊、耳鸣等。

3. 颈部发僵、活动受限。当颈部活动或腹压增加时症状加重。

【治疗手法】

1. 理筋手法

(1)拿揉颈肩:患者正坐位,术者站于其患侧侧后方,在颈项部施用拿揉法。施术时拇指与其余四指对合呈钳形,施以夹力,以掌指关节的屈伸运动所产生的力,自上而下捏拿治疗部位5～8min,重点是胸锁乳突肌和斜方肌。放松时应从上到下,从中央到两边,从健侧到患侧,力量从小到大,作用层次由浅至深(图4-1-42)。

(2)弹拨颈、肩痛点:患者正坐位,术者站于其患侧侧后方,用拇指指端弹拨局部痛点,每处各约1min。本病痛点一般在颈椎正中旁开1寸及肩胛周围肌肉筋结处,施术时力集中于指端,以拇指端施力,其余四指放置于肢体另一侧起辅助支撑作用,将着力的指端插入肌筋缝隙之间,由轻而重,由慢而快地弹而拨之(图4-1-43)。

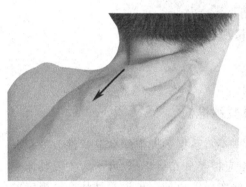

图4-1-42　拿揉颈肩

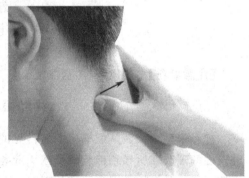

图4-1-43　弹拨颈、肩痛点

(3)拿揉上肢:患者正坐位,术者坐于其患侧,用轻柔的拿揉法从上臂经肘部沿前臂背侧治疗,往返操作5～8遍。施术时拇指与其余四指对合呈钳形,施以夹力,以掌指关节的屈伸运动所产生的力,自上而下往返捏拿治疗部位,力量从小到大,作用层次由浅至深(图4-1-44)。

(4)捻手指:患者正坐位,术者坐在其患肢侧,用捻法在手指节上操作,动作要求轻快,每手指操作2～3遍。施术时以拇指与示指末端捏住施治的部位,着力做对合的左右或上下或前后的旋转捻动。注意以两手指的对合力,对称着力捻转,往返捻动,捻而滑动,用力不可呆滞,着力应相缓、持续,避免损及皮表(图4-1-45)。

(5)拔伸减压:患者仰卧位,术者站于其患侧侧后方,一手托住患者后枕部,另一手手肘夹住患者下颌,反复用力,缓慢向后上方拔伸患者颈部。本法纠正颈椎小关节的紊乱,同时也可缓解颈部肌肉痉挛(图4-1-46)。

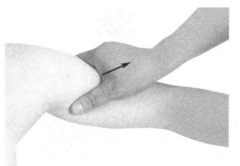

图 4-1-44 拿揉上肢

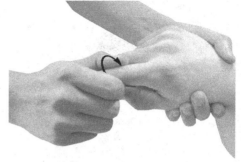

图 4-1-45 轻捻手指

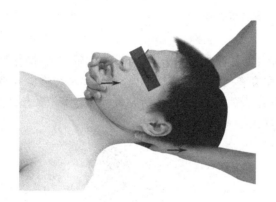

图 4-1-46 拔伸减压

2. 肌肉拉伸方法

（1）斜方肌拉伸：患者取坐位，保持上半身直立，头部微微后仰，操作者立于患者患侧边，一手手肘压在患者的右侧肩峰处，另一手手掌置于患者头部颞侧，嘱咐患者缓慢深呼吸，当患者呼气时，将患者头部向对侧肩膀方向轻微发力压迫，缓慢加大力度，以患者能忍受为止，患者自由呼吸，保持10s，连续进行3次拉伸（图4-1-47）。

（2）斜角肌拉伸：患者取坐位，嘱患者下巴内收，然后向健侧侧屈，同时向患侧旋转；操作者站在患者身后，同一手固定头部，使让患者的头部紧贴自己身体，右手按压住胸廓顶，嘱咐患者缓慢深呼吸，当患者呼气时，将患者头部向健侧侧方轻微发力压迫，达到最大限度，以患者能忍受为止，患者自由呼吸，保持10s，连续进行3次拉伸（图4-1-48）。

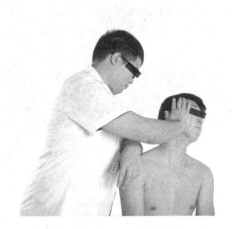

图 4-1-47　斜方肌拉伸

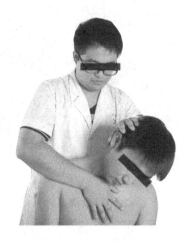

图 4-1-48　斜角肌拉伸

(3)胸大肌拉伸:患者仰卧在凳子上,两手在头后交叉;操作者站在患者头部前方,左右手分别压在患者两侧肘关节屈曲处;嘱咐患者缓慢深呼吸,当患者呼气时,两手同时发力将患者手肘缓慢向下压,达到最大限度后,患者自由呼吸,保持 10s,连续进行 3 次拉伸(图 4-1-49)。

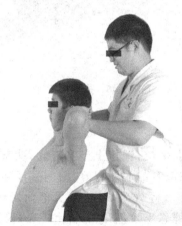

图 4-1-49　胸大肌拉伸

【注意事项】　可配合理疗增强效果;坐车时系好安全带,以免急刹车造成本病;避免颈部过伸;注意颈部保暖,避免潮湿和阴冷;避免头部长时间固定在一个姿势;采用正确的睡眠姿势,保证充足的睡眠。

七、椎动脉型颈椎病

椎动脉型颈椎病是颈椎病中最为复杂的一种类型,临床表现变化多端。据统计,此型发病年龄较其他型高,常多在 45 岁以上,以 50～60 岁较多见,且随年龄的增长发病率有平行上升趋势。症状亦随年龄的增长而日益加重。此型颈椎病的发生,主要是由于各种因素破坏了椎动脉和颈椎的正常关系,导致椎动脉的长度超过了颈椎的长度,长则必曲的椎动脉造成了血流缓慢,甚至造成血流中断,同时颈椎骨性病变及瘢痕压迫,椎动脉本身病变,软组织损伤造成交感神经受挤压,引起继发性椎动脉痉挛等病理变化,均可导致本病的发生。

【临床表现】

1. 偏头痛　为多发症状,约占 70%,常因头颈部突然旋转而诱发,以颞部为剧,多呈抽痛或刺痛状。一般均为单侧,有定位意义;如双侧椎动脉受累时则表现为双侧症状。

2. 迷路症状　主要为耳鸣、听力减退及耳聋等症状,其发生十分多见,这是由于内耳动脉血供不足所致。

3. 前庭症状　多表现为眩晕,其发生、发展及加剧与颈部旋转动作有直接关系。

4. 记忆减退　约 50% 病例出现此种现象,往往在椎动脉减压性手术刚结束时,患者即主诉"头脑清楚了"。

5. 视觉障碍　有些病例出现视力减退、视物模糊、复视、幻视及短暂的失明等,主要是由于大脑枕叶视觉中枢,第Ⅲ、第Ⅳ、第Ⅴ对脑神经核及内侧束缺血所致。

6. 精神症状　以神经衰弱为主要表现,其中精神抑郁者较多,欣快者较少;多伴有近事健忘,失眠及多梦现象。

7. 发音障碍　主要表现为发音不清、嘶哑及口唇麻木感等,严重者可出现发音困难,甚至影响吞咽,主要是由于延髓缺血及脑神经受累所致,这种症状更多见于侧索硬化症。

8. 猝倒　此为椎动脉痉挛引起锥体交叉处突然缺血所致,多系突然发作,并有一定的规律性。即当患者在某一体位头颈转动时,突感头晕、头痛,患者立即抱头且双下肢似失控状,身软无力,随即跌倒在地。发作前多无任何征兆,在发作过程中因无意识障碍,跌倒后可自行爬起。

【治疗手法】

1. 理筋手法

(1)拿揉颈肩:患者正坐位,术者站于其患侧侧后方,在颈项部施用拿揉法;施术时拇指与其余四指对合呈钳形,施以夹力,以掌指关节的屈伸运动所产生的力,自上而下捏拿治疗部位5～8min，重点是胸锁乳突肌和斜方肌。放松时应从上到下，从中央到两边，从健侧到患侧，力量从小到大，作用层次由浅至深（图4-1-50）。

（2）弹拨颈部痛点：患者正坐位，术者站于其患侧侧后方，用拇指指端弹拨局部痛点，每处各约1min。本病痛点一般在颈椎棘突旁开1寸及旁开3寸横突处，触摸能感觉到有肌肉筋结等异常反应点，施术时力集中于指端，以拇指端施力，其余四指放置于肢体另一侧起辅助支撑作用，将着力的指端插入肌筋缝隙之间，由轻而重，由慢而快地弹而拨之（图4-1-51）。

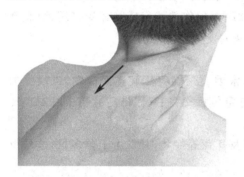
图4-1-50　拿揉颈肩

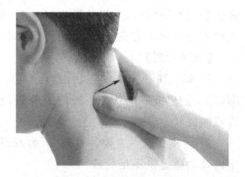
图4-1-51　弹拨颈部痛点

（3）点按风池：患者正坐位，术者站于患者侧后方，以一手扶患者前额，另一手拇指点按风池穴（项后枕骨下两侧凹陷处，当斜方肌上部与胸锁乳突肌上端之间）约1min。施术时以拇指指端着力，持续按压人体的穴位，即为点法，也称点穴。在点穴时配合瞬间加大力度点按人体的穴位，即为点按。注意施术时手指应用力保持一定姿势，避免在点穴的过程中出现手指过伸或过屈，造成损伤（图4-1-52）。

（4）拔伸减压：患者仰卧位，术者站于其患侧侧后方，一手托住患者后枕部，另一手手肘夹住患者下颌，反复用力，缓慢向后上方拔伸患者颈部。本法纠正颈椎小

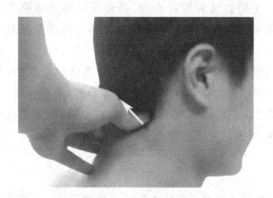
图4-1-52　点按风池

关节的紊乱,同时也可缓解颈部肌肉痉挛(图 4-1-53)。

2.肌肉拉伸方法

(1)斜方肌拉伸:患者取坐位,保持上半身直立,头部微微后仰,操作者立于患者患侧边,一手手肘压在患者的右侧肩峰处,另一手手掌置于患者头部颞侧,嘱咐患者缓慢深呼吸,当患者呼气时,将患者头部向对侧肩膀方向轻微发力压迫,缓慢加大力度,以患者能忍受为止,患者自由呼吸,保持 10s,连续进行 3 次拉伸(图 4-1-54)。

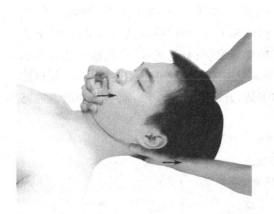
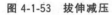

图 4-1-53　拔伸减压

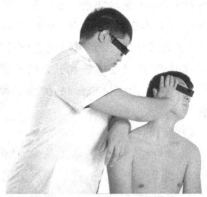

图 4-1-54　斜方肌拉伸

(2)斜角肌拉伸:患者取坐位,嘱患者下巴内收,然后向健侧侧屈,同时向患侧旋转。操作者站在患者身后,同一手固定头部,使让患者的头部紧贴自己身体,右手按压住胸廓顶,嘱咐患者缓慢深呼吸,当患者呼气时,将患者头部向健侧侧方轻微发力压迫,达到最大限度,以患者能忍受为止,患者自由呼吸,保持 10s,连续进行 3 次拉伸(图 4-1-55)。

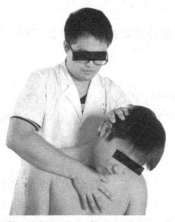

图 4-1-55　斜角肌拉伸

【注意事项】 可配合理疗增强效果;坐车时系好安全带,以免急刹车造成本病;避免颈部过伸;注意颈部保暖,避免潮湿和阴冷;避免头部长时间固定在一个姿势;采用正确的睡眠姿势,保证充足的睡眠。

八、交感神经型颈椎病

交感神经型颈椎病是由于颈椎退行性病变造成颈部交感神经受刺激而出现的一种症候群,占颈椎病的 5% 以下。其发病率虽然不高,但症状繁多,影响广泛,包括患侧的上半部躯干,头部,上肢,以及内脏和五官,即交感神经分布的所谓"上象限"区域均可受累,因而可以出现疼痛,感觉异常,血管运动障碍,腺体分泌异常和营养障碍等,特别是内脏和五官的功能障碍。交感神经痛的特点为酸痛,有压迫感和灼痛,钝痛,产生部位深在,界限模糊不清,并有弥漫性扩散,而不沿神经干的路线传导。

【临床表现】

1. 枕后痛,偏头痛,头重头晕,神倦疲乏。

2. 颈部棘突、横突、颈肌均可出现压痛。

3. 眼眶痛,眼球酸痛,视物模糊,眼干涩。

4. 咽部异物感,咽喉疼痛,鼻干、鼻塞,耳鸣,听力下降,面部、上肢、下肢可出现一侧出汗,另一侧无汗。

5. 面部潮红,四肢发冷、麻木不舒、水肿,项背灼热,颈背寒冷不温等症。

6. 有的病例可出现心脏症状,如心律失常,心动过速、心动过缓,心前区疼痛,出现"假性心绞痛",常被误诊为冠心病,但心电图在正常范围。

7. 有的患者可出现血压异常、不稳定,24h 变化极大,时高时低。

8. 女性患者可出现月经异常、经闭、量多,症状在经期加重,出现小腹痛、烦躁不安等症。

9. 还有些患者发现胃肠功能紊乱:腹胀少食,便秘,腹泻。

【治疗手法】

1. 理筋手法

(1)拿揉颈肩:患者正坐位,术者站于其患侧侧后方,在颈项部施用拿揉法。施术时拇指与其余四指对合呈钳形,施以夹力,以掌指关节的屈伸运动所产生的力,自上而下捏拿治疗部位 5~8min,重点是胸锁乳突肌和斜方肌。放松时应从上到下,从中央到两边,从健侧到患侧,力量从小到大,作用层次由浅至深(图 4-1-56)。

(2)弹拨颈肩痛点:患者正坐位,术者站于其患侧侧后方,用拇指指端弹拨局部痛点,每处各约 1min。本病痛点一般在颈椎棘突旁开 1 寸及旁开 3 寸横突处,触摸能感觉到有肌肉筋结等异常反应点,施术时力集中于指端,以拇指端施力,其余四指放置于肢体另一侧起辅助支撑作用,将着力的指端插入肌筋缝隙之间,由轻而重,由慢而快地弹而拨之(图 4-1-57)。

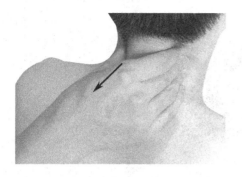
图 4-1-56　拿揉颈肩

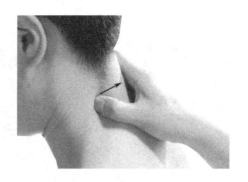
图 4-1-57　弹拨颈肩痛点

(3)点按风池:患者正坐位,术者站于患者侧后方,以一手扶患者前额,另一手拇指点按风池穴(项后枕骨下两侧凹陷处,当斜方肌上部与胸锁乳突肌上端之间)约 1min。施术时以拇指指端着力,持续按压人体的穴位,即为点法,也称点穴。在点穴时配合瞬间加大力度点按人体的穴位,即为点按。注意施术时手指应用力保持一定姿势,避免在点的过程中出现手指过伸或过屈,造成损伤(图 4-1-58)。

(4)拿肩井:患者取坐位,术者立于其后,拿肩井(在肩上,当大椎穴与肩峰的连线的中点)10 次,力度以患者能耐受为度。施术时一手的拇指与其余四指对合呈钳形,施以夹力,在施治部位做广泛且深透的拿法,拿时自上而下,放松肌肉。在做拿法时,前臂放松,手掌空虚,捏拿的方向要与肌腹垂直,动作要连贯,用力由轻到重,不可突然用力,应以掌指关节运动为主捏拿肌腹,指间关节不动(图 4-1-59)。

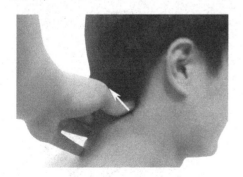
图 4-1-58　点按风池

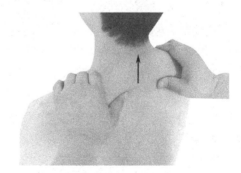
图 4-1-59　拿肩井

(5)拔伸减压:患者仰卧位,术者站于其患侧侧后方,一手托住患者后枕部,另一手手肘夹住患者下颌,反复用力,缓慢向后上方拔伸患者颈部。本法纠正颈椎小关节的紊乱,同时也可缓解颈部肌肉痉挛(图 4-1-60)。

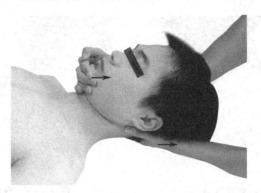

图 4-1-60　拔伸减压

2. 肌肉拉伸方法

(1)斜方肌拉伸:患者取坐位,保持上半身直立,头部微微后仰,操作者立于患者患侧边,一手手肘压在患者的右侧肩峰处,另一手手掌置于患者头部颞侧,嘱咐患者缓慢深呼吸,当患者呼气时,将患者头部向对侧肩膀方向轻微发力压迫,缓慢加大力度,以患者能忍受为止,患者自由呼吸,保持 10s,连续进行 3 次拉伸(图 4-1-61)。

(2)斜角肌拉伸:患者取坐位,嘱患者下巴内收,然后向健侧侧屈,同时向患侧旋转。操作者站在患者身后,同一手固定头部,使让患者的头部紧贴自己身体,右手按压住胸廓顶,嘱咐患者缓慢深呼吸,当患者呼气时,将患者头部向健侧侧方轻微发力压迫,达到最大限度,以患者能忍受为止,患者自由呼吸,保持 10s,连续进行 3 次拉伸(图 4-1-62)。

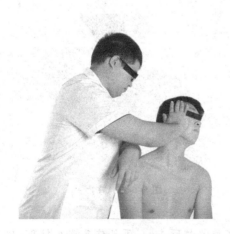

图 4-1-61　斜方肌拉伸

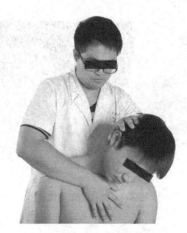

图 4-1-62　斜角肌拉伸

（3）头半棘肌拉伸：患者取坐位，保持上半身直立，先向前低头，然后向一侧转45°，操作者立于患者一边，一手手肘压在患者的右侧肩峰处，另一手手掌置于患者头部后侧，嘱咐患者缓慢深呼吸，当患者呼气时，将患者头部向对侧斜下方轻微发力压迫，达到最大限度，以患者能忍受为止，患者自由呼吸，保持10s，连续进行3次拉伸（图4-1-63）。

（4）头夹肌拉伸：患者取坐位，头颈部向健侧方侧屈。操作者立于患者患侧边，一手手肘压在患者的患侧肩峰处，另一手手掌置于患者头部侧方，嘱咐患者缓慢深呼吸，当患者呼气时，将患者头部向对侧斜下方轻微发力压迫，达到最大限度，以患者能忍受为止，患者自由呼吸，保持10s，连续进行3次拉伸（图4-1-64）。

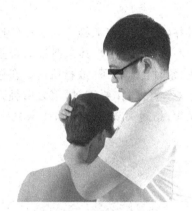

图 4-1-63　头半棘肌拉伸

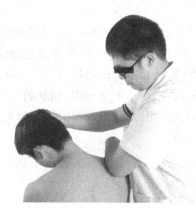

图 4-1-64　头夹肌拉伸

【注意事项】　可配合理疗增强效果；坐车时系好安全带，以免急刹车造成本病；避免颈部过伸；注意颈部保暖，避免潮湿和阴冷；避免头部长时间固定在一个姿势；采用正确的睡眠姿势，保证充足的睡眠。

九、冈上肌腱炎

冈上肌腱炎又名冈上肌腱综合征、外展综合征，是指劳损和轻微外伤后逐渐引起的肌腱退行性改变。其主要临床特征是当肩外展60°～120°出现明显疼痛。冈上肌起于肩胛骨冈上窝，肌腱在喙肩韧带及肩峰下滑囊之下、肩关节囊之上通过，止于肱骨大结节。其作用为固定肱骨于肩胛盂中，并与三角肌协同动作使上肢外展。中医学认为本病形成以气血不足，肝肾亏损为内因，肩部外伤或感受风寒湿邪为外因，内外因相互作用致瘀血阻络或血虚不能养筋而出现肩关节疼痛、关节活动不利之证。本病好发于中青年，起病缓慢，常因轻微外伤史、受凉史或长时间单一姿势工作、劳动而诱发。

【临床表现】　起病缓慢，初起只在肩部活动尤其是在外展活时感觉疼痛且一般局限于肩外，但在着凉或外伤后，疼痛可骤然加重，严重时影响睡眠和日常生活，疼痛亦可放射到颈项及臂部。疼痛弧是本病特点,即在肩外展60°～120°时疼痛明显,不到或超出此范围时疼痛消失。在冈上肌肌腱的止点即肱骨大结节处和肩峰下滑囊区、三角肌附着点处有压痛。

【治疗手法】

1. 理筋手法

(1)擦揉肩背:患者正坐或俯卧位,术者站于其身侧,用擦法放松肩背部肌肉8～10min。施术时用小指、环指、中指背侧及掌指关节着力于臀部,以小指掌指关节背侧为支点,肘关节伸直,靠前臂的旋转及腕关节的屈伸,使产生的力作用于治疗部位上。先由病变远端或健侧逐渐向最痛部位接近,力量由轻到重(图4-1-65)。

(2)拿肩井:患者取坐位,术者立于其后,拿肩井(在肩上,当大椎穴与肩峰的连线的中点)10次,力度以患者能耐受为度。施术时一手的拇指与其余四指对合呈钳形,施以夹力,在施治部位做广泛且深透的拿法,拿时自上而下,放松肌肉。在做拿法时,前臂放松,手掌空虚,捏拿的方向要与肌腹垂直,动作要连贯,用力由轻到重,不可突然用力,应以掌指关节运动为主捏拿肌腹,指间关节不动(图4-1-66)。

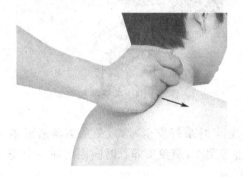 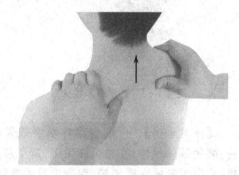

图4-1-65 擦揉肩背　　　　　　　　　　图4-1-66 拿肩井

(3)弹拨痛点:患者正坐位,术者站在其患侧,确定痛点位置后,以拇指指端垂直于肌肉走行方向弹拨痛点,约5min,力度以患者能耐受为度。本病痛点一般在冈上肌肌腹及冈上肌止点(肱骨大结节上方)处,点按时患者疼痛异常;施术时力集中于指端,以拇指端施力,其余四指放置于肢体另一侧起辅助支撑作用,将着力的指端插入肌筋缝隙之间或肌筋的起止点,由轻而重,由慢而快地弹而拨之(图4-1-67)。

(4)环揉肩关节:患者正坐位,术者站于其患侧,两手分别置于肩前和肩后,同时相对稍用力夹住肩部后,两手交替逆时针环揉肩关节,至局部透热为度。施术时两手需吸定于治疗部位,力度以患者觉舒适为宜(图4-1-68)。

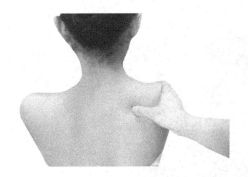

图 4-1-67　弹拨痛点

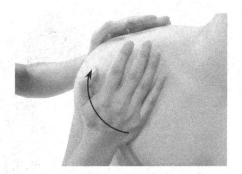

图 4-1-68　环揉肩关节

2. 肌肉拉伸方法

（1）斜方肌拉伸：患者取坐位，保持上半身直立，头部微微后仰，操作者立于患者患侧边，一手手肘压在患者的右侧肩峰处，另一手手掌置于患者头部颞侧，嘱咐患者缓慢深呼吸，当患者呼气时，将患者头部向对侧肩膀方向轻微发力压迫，缓慢加大力度，以患者能忍受为止，患者自由呼吸，保持 10s，连续进行 3 次拉伸（图 4-1-69）。

（2）冈上肌拉伸：此肌肉主要以自我拉伸为主。患者坐位或站位，患侧肩关节背伸，使前臂紧贴背部，健侧手掌可以握住患侧手腕部帮助患侧肩关节最大限度背伸，缓慢深呼吸，到达最大限度后保持拉伸 10s，连续进行 3 次拉伸（图 4-1-70）。

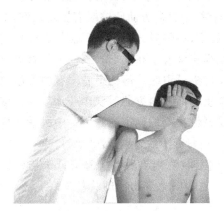

图 4-1-69　斜方肌拉伸

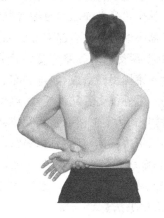

图 4-1-70　冈上肌拉伸

（3）冈下肌拉伸：患者取俯卧位，肩关节外展 90°，肘关节屈曲 90°，手臂尽力内旋，上臂完全放松置于床上，患者在无痛的范围内最大限度地牵伸冈下肌。此时操作者一手置于患者的肘部上面，一手握在腕部下面，提供阻力，使冈下肌等长收缩。然后操作者指导患者缓慢外旋肱骨，要求其注意力集中在旋转动作上。等长收缩冈下肌 6s，缓慢深呼吸，连续进行 3 次拉伸（图 4-1-71）。

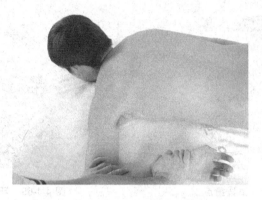

图 4-1-71　冈下肌拉伸

【注意事项】　急性发作时应减少活动,避免做肩外展旋转活动及提取重物。疼痛缓解之后,进行肩关节前屈、后伸、外展、内收、内旋、外旋的功能锻炼,力量由轻到重,范围从小到大,循序渐进。不可操之过急,可预防肩关节周围炎的发生。同时还要预防风寒湿邪侵袭患处。

十、斜方肌损伤

斜方肌起自枕骨结节外侧、项韧带和全部胸椎棘突,止于肩胛冈、肩峰和锁骨肩峰部。其作用是全部肌肉收缩时使肩胛靠近脊柱,上部斜方肌收缩时有提肩动作,斜方肌下部收缩时可使肩部下降。如果肩胛骨固定,一侧斜方肌收缩可使头后仰并稍旋向对侧,两侧同时收缩可使头后仰。斜方肌损伤多发生在上部。急性损伤者可由一次性挥鞭样损伤造成,如急刹车、摔伤、碰撞等都可引起。落枕患者多有斜方肌急性损伤。慢性损伤者起病缓慢,可由长期肩扛重物而使斜方肌遭受牵拉而发病。多次急性损伤、伏案工作以及感受风寒等也都是慢性损伤的原因或诱因。中医学认为本病多因摄生不慎,复感风寒湿邪,邪气留着于肩背部所致,属"痹证"范畴。

【临床表现】　①肩背部酸痛,疼痛向患侧上肢桡侧放散。②耸肩低头与颈部侧屈以及旋转活动受限。③重者可有头晕、失眠、耳鸣、视物模糊及心烦。

【治疗手法】

1. 理筋手法

(1)捏拿颈项肌:患者正坐位,术者站在患者的侧后方,在颈项部施以拿法约3min。施术时一手扶住患者的头部,另一手的拇指与其余四指对合呈钳形,施以夹力,在颈部做广泛且深透的拿法,拿时自上而下,放松颈部肌肉。在做拿法时,前臂放松,手掌空虚,捏拿的方向要与肌腹垂直,动作要连贯,用力由轻到重,不可突然用力,应以掌指关节运动为主捏拿肌腹,指间关节不动(图4-1-72)。

(2)点按风池:患者正坐位,术者站于患者侧后方,以一手扶患者前额,另一手拇指点按风池穴（项后枕骨下两侧凹陷处，当斜方肌上部与胸锁乳突肌上端之间）约 1min。施术时以拇指指端着力，持续按压人体的穴位，即为点法，也称点穴。在点穴时配合瞬间加大力度点按人体的穴位，即为点按。注意施术时手指应用力保持一定姿势，避免在点的过程中出现手指过伸或过屈，造成损伤（图 4-1-73）。

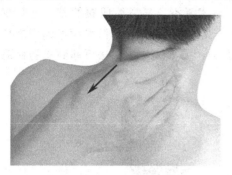

图 4-1-72　捏拿颈项肌

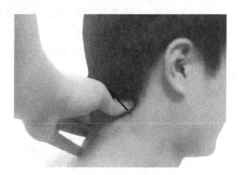

图 4-1-73　点按风池

　　（3）弹拨颈项及肩部痛点：患者正坐位，术者站在患者的侧后方，以一手固定患者前额，另一手的拇指螺纹面弹拨颈部痛点及痛性结节，约 3min。本病痛点一般在颈项部及肩膀处，触摸时能感觉到有肌肉筋结等异常反应点；弹拨法施术时以拇指螺纹面按于施治部位上，以上肢带动拇指，垂直于肌腱、肌腹、条索往返用力推动，先按后拨，掌指关节及指间关节不动，拇指应做对掌运动，随后反复弹拨颈项后、枕部肌肉数分钟，以缓解肌肉痉挛，促进局部血液循环，减轻疼痛（图 4-1-74）。

　　（4）拿肩井：患者取坐位，术者立于其后，拿肩井（在肩上，当大椎穴与肩峰的连线的中点）10 次，力度以患者能耐受为度。施术时一手的拇指与其余四指对合呈钳形，施以夹力，在施治部位做广泛且深透的拿法，拿时自上而下，放松肌肉。在做拿法时，前臂放松，手掌空虚，捏拿的方向要与肌腹垂直，动作要连贯，用力由轻到重，不可突然用力，应以掌指关节运动为主捏拿肌腹，指间关节不动（图 4-1-75）。

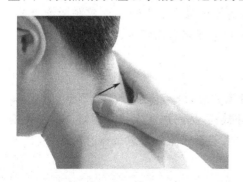

图 4-1-74　弹拨颈项部痛点

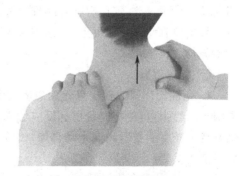

图 4-1-75　拿肩井

(5)擦揉肩背:患者正坐或俯卧位,术者站于其身侧,用擦法放松肩背部肌肉8～10min。施术时用小指、环指、中指背侧及掌指关节着力于臀部,以小指掌指关节背侧为支点,肘关节伸直,靠前臂的旋转及腕关节的屈伸,使产生的力作用于治疗部位上。先由病变远端或健侧逐渐向最痛部位接近,力量由轻到重(图 4-1-76)。

(6)拿捏斜方肌肌腹:患者正坐或俯卧位,术者沿着斜方肌肌腹的方向进行拿捏。拿捏颈部时拇指与示指相对,在肩背部拇指与其余四指相对,拿而捏起谓之拿捏。施用拿捏手法时,要顺着肌纤维的方向,力量要渗透。该手法可起到舒筋松筋的作用(图 4-1-77)。

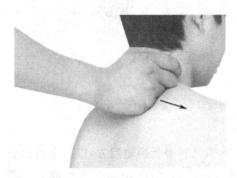 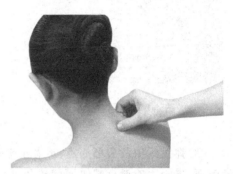

图 4-1-76　擦揉肩背　　　　　　图 4-1-77　拿捏斜方肌肌腹

2.肌肉拉伸方法

(1)斜方肌拉伸:患者取坐位,保持上半身直立,头部微微后仰,操作者立于患者患侧边,一手手肘压在患者的右侧肩峰处,另一手手掌置于患者头部颞侧,嘱咐患者缓慢深呼吸,当患者呼气时,将患者头部向对侧肩膀方向轻微发力压迫,缓慢加大力度,以患者能忍受为止,患者自由呼吸,保持 10s,连续进行 3 次拉伸(图 4-1-78)。

(2)菱形肌拉伸:此肌肉主要以自我拉伸为主。患者坐位,肩、肘关节屈曲 90°,使上臂位于胸前,这一动作可使肩胛骨远离脊柱、牵伸菱形肌,用另一只手握住肘部,以固定手臂。试着让肩胛骨靠近脊柱,使菱形肌等长收缩 6s。等长收缩之后,使上臂在胸前伸向对侧更远处,达到最大限度后患者自由呼吸,保持 10s,连续进行 3 次拉伸(图 4-1-79)。

【注意事项】

1.急性发作期或初次发作的患者应卧床休息,卧床休息可减少颈椎负重及其周围组织的张力,使神经受压和反应性水肿减轻,从而加速症状的缓解。由于颈椎病患者下肢多不受影响而走动自如,以致患者甚至医生常常忽视休息问题,故强调此点甚为重要。

2.冬季注意给颈部保暖。

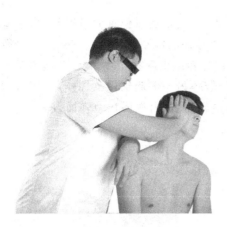

图 4-1-78　斜方肌拉伸

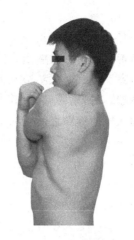

图 4-1-79　菱形肌拉伸

十一、肩 周 炎

肩关节周围炎简称肩周炎,中医学称"五十肩、凝肩、冻结肩、漏肩风"等,是肩关节的关节囊的关节周围软组织发生的一种范围较广的慢性无菌性炎症反应。临床以长期肩痛、肩关节活动障碍为特征。本病好发于 50 岁左右的女性右肩,有自愈的倾向,预后良好,但痊愈后可再复发。

【临床表现】 多数病例呈慢性发病,隐匿进行,常因上举外展动作引起疼痛时被注意,亦有疼痛较甚、进展较快者,个别病例有外伤史。主要症状为肩周围疼痛,肩关节活动受限或僵硬。疼痛可为钝痛、刀割样痛,夜间加重,甚至痛醒,可放射至前臂或手、颈、背部,亦可因运动加重。检查时局部压痛点有时在肩峰下滑囊、肱二头肌长头肌腱、喙突、冈上肌附着点等,但常见肩部广泛压痛而无局限性压痛点。肩关节各方向活动受限,但以外展、外旋、后伸障碍最显著,如不能梳理头发、穿衣服等。若肩周软组织间发生广泛性粘连,则肩部所有活动均受到限制,此时用一手触摸肩胛下角,一手将患肩外展,可感到肩胛骨随之向外上转动。病程较长者,可见肩胛带肌萎缩,尤以三角肌萎缩明显。此病进展到数月至 2 年后,痛病逐渐消失,肩部活动恢复。根据不同病理过程,可将本病分为急性期、粘连期、缓解期。

【治疗手法】

1. 理筋手法

(1)滚拿松筋:患者正坐位,术者站于其患侧,用小指、环指、中指背侧及掌指关节着力于肩部,以小指掌指关节背侧为支点,肘关节伸直,靠前臂的旋转及腕关节的屈伸,使产生的力作用于治疗部位上。先由病变远端或健侧逐渐向主痛部位接近,力量由轻到重,时间 5～8min。亦可在肩部施以拿法约 3min 以放松局部肌肉

（图 4-1-80）。

（2）弹拨痛点：患者正坐位，术者站在其患侧，确定痛点位置后，以拇指指端垂直于肌肉走行方向弹拨痛点，为 3～5min，力度以患者能耐受为度。本病痛点一般在肩前喙突、小结节、大结节及上背部，点按时患者出现疼痛异常等反应；施术时力集中于指端，以拇指端施力，其余四指放置于肢体另一侧起辅助支撑作用，将着力的指端插入肌筋缝隙之间或肌筋的起止点，由轻而重，由慢而快地弹而拨之（图 4-1-81）。

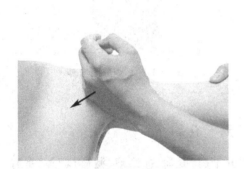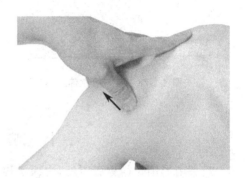

图 4-1-80　捺拿松筋　　　　　　　　图 4-1-81　弹拨痛点

（3）摇肩关节：患者正坐位或卧位，术者站于患者侧后方，用摇法在患侧肩关节上操作，注意在生理范围内施术，时间约 1min。施术时术者一手托住患侧肘关节，另一手轻压在患侧肩关节上，使肩关节沿前下→前上→后上→后下的方向摇动。注意摇动的范围要逐渐加大（图 4-1-82）。

2. 肌肉拉伸方法

（1）斜方肌拉伸：患者取坐位，保持上半身直立，头部微微后仰，操作者立于患者患侧边，一手手肘压在患者的右侧肩峰处；另一手手掌置于患者头部颞侧，嘱咐患者缓慢深呼吸，当患者呼气时，将患者头部向对侧肩膀方向轻微发力压迫，缓慢加大力度，以患者能忍受为止，患者自由呼吸，保持 10s，连续进行 3 次拉伸（图 4-1-83）。

（2）菱形肌拉伸：此肌肉主要以自我拉伸为主。患者坐位，肩、肘关节屈曲 90°，使上臂位于胸前，这一动作可使肩胛骨远离脊柱、牵伸菱形肌，用另一只手握住肘部，以固定手臂。试着让肩胛骨靠近脊柱，使菱形肌等长收缩 6s。等长收缩之后，使上臂在胸前伸向对侧更远处，达到最大限度后患者自由呼吸，保持 10s，连续进行 3 次拉伸（图 4-1-84）。

（3）胸大肌拉伸：患者仰卧在凳子上，两手在头后交叉；操作者站在患者头部前方，左右手分别压在患者两侧肘关节屈曲处；嘱咐患者缓慢深呼吸，当患者呼气时，

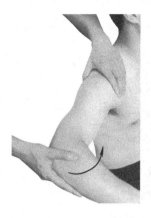

图 4-1-82 摇肩关节

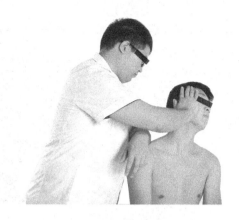

图 4-1-83 斜方肌拉伸

两手同时发力将患者手肘缓慢向下压,达到最大限度后,患者自由呼吸,保持 10s,连续进行 3 次拉伸(图 4-1-85)。

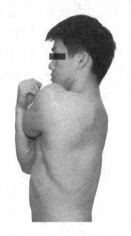

图 4-1-84 菱形肌拉伸

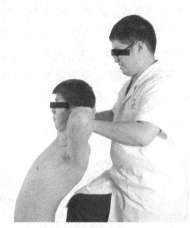

图 4-1-85 胸大肌拉伸

　　(4)冈上肌拉伸:此肌肉主要以自我拉伸为主。患者坐位或站位,患侧肩关节背伸,使前臂紧贴背部,健侧手掌可以握住患侧手腕部帮助患侧肩关节最大限度背伸,缓慢深呼吸,到达最大限度后保持拉伸 10s,连续进行 3 次拉伸(图 4-1-86)。

　　(5)三角肌拉伸:①前束,患者站位,患侧肩关节背伸,操作者站在患者身后,一手扶住患者肘部稍上方,另一手握住患者手腕部,患者缓慢深呼吸,呼吸时操作者发力帮助患者肩关节做更大程度背伸,患者此时能明显感觉到患侧肩前部分有牵拉感,到达最大限度后自由呼吸,保持 10s,连续 3 次拉伸(图 4-1-87A);

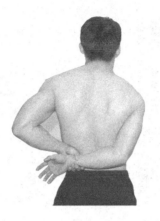

图 4-1-86　冈上肌拉伸

②中束,主要以自我拉伸为主,患者两臂伸直吊在单杠上,两手正握(两掌向前)并相互接触,身体处于弯曲的姿势,呼气,保持两臂伸直,屈髋,两膝抬起,下颌靠胸部,两肘在头后,两肩向里下沉,此时能明显感觉到双肩有拉伸感,保持 10s,连续拉伸 3 次;③后束,主要以自我拉伸为主,患者站立或者坐位,患侧肩内收使上臂置于胸前,健侧手屈曲,内收置于患侧手臂前面,患者缓慢深呼吸,呼吸时健侧手发力帮助患侧侧肩关节做更大程度内收,使患侧上臂紧贴胸部,患者此时能明显感觉到患侧肩后部分有牵拉感,到达最大限度后自由呼吸,保持 10s,连续 3 次拉伸(图 4-1-87B)。

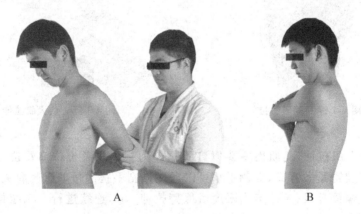

图 4-1-87　三角肌拉伸
A. 三角肌前束拉伸;B. 三角肌后束拉伸

（6）肱三头肌拉伸：患者坐位，上半身直立，患侧上肢举过头顶，肘关节屈曲，置于脑后；操作者站在患者身后，一手置于患者手肘部，另一手握住患者手前臂，嘱患者缓慢深呼吸，呼气时操作者发力，使患者前臂往上臂方向靠近，达到最大限度后患者自由呼吸，保持10s，连续进行3次拉伸（图4-1-88）。

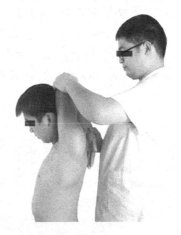

图 4-1-88　肱三头肌拉伸

【注意事项】

1. 注意保暖，避免受凉；加强功能肩关节锻炼，如练习爬墙摸高等，防止粘连加重。

2. 功能锻炼的原则是程度由轻到重，范围从小到大，循序渐进，贵在坚持。常用的方法有高举爬墙法，摸头整容法，侧腰画圈法，后伸座椅法。

3. 治疗期间要坚持功能锻炼，以利于肩功能的恢复，并要防寒保暖，肩部避免受外伤，以防新的损伤造成出血或粘连，不利于恢复。

十二、肱二头肌长头肌腱炎

肱二头肌长头肌腱炎是指肱二头肌腱发生粘连，肌腱滑动发生障碍的病症，本病属于中医"筋痹"范畴。肱二头肌长头肌腱炎发病率较高，这与其解剖位置有关。其长头起自肩胛骨的盂上结节，在肱骨结节间沟与横韧带形成的纤维管道中通过，当肱二头肌收缩时，该肌腱张力增加而无滑动，特别是上肢外展位屈伸肘关节时，增加肩关节运动中肌腱与肱骨结节间沟的反复摩擦。另外，肩袖损伤，钙盐沉着，肩关节内部的病变亦可累及此腱鞘，而形成腱鞘炎。

【临床表现】　肱二头肌长头肌腱炎有明显外伤史。局部疼痛及活动有僵滞感或急性发病，在突然抗阻力收缩后发生。肱二头肌被断裂，或为自发性断裂，多有肌腱炎的病史，发病均有局部锐利撕割样疼痛，屈肘无力，肩前肿胀，皮下瘀斑等。

结节间沟部有压痛,或可触及到轻微捻发间或摩擦感。断裂后,屈肘时可见上臂有"肿物隆起",其下方可见凹陷。抗阻力试验表现无力或疼痛加重。

【治疗手法】

1. 理筋手法

(1)捺拿松筋:患者正坐位,术者站于其患侧,用小指、环指、中指背侧及掌指关节着力于上臂内侧部,以小指掌指关节背侧为支点,肘关节伸直,靠前臂的旋转及腕关节的屈伸,使产生的力作用于治疗部位上。先由病变远端或健侧逐渐向主痛部位接近,力量由轻到重,时间 5~8min。亦可在上臂部施以拿法约 3min 以放松局部肌肉(图 4-1-89)。

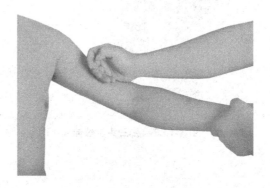

图 4-1-89　捺拿松筋

(2)点揉肩井、肩髃、尺泽:患者坐位,术者站于其患侧,用拇指指端置于肩井、肩髃、尺泽穴上,其余四指自然伸直,先用力向下按,同时带动指下深层组织做轻柔缓和的环旋揉动。注意拇指要紧贴穴位,点揉速度需和缓不急。每个穴位做 1min(图 4-1-90)。

(3)弹拨痛点:患者正坐位,术者站在其患侧,确定痛点位置后,以拇指指端垂直于肌肉走行方向弹拨痛点,3~5min,力度以患者能耐受为度。治疗本病时痛点一般在肩前部及其周围肌肉筋结处。施术时力集中于指端,以拇指端施力,其余四指放置于肢体另一侧起辅助支撑作用,将着力的指端插入肌筋缝隙之间或肌筋的起止点,由轻而重,由慢而快地弹而拨(图 4-1-91)。

2. 肌肉拉伸方法

肱二头肌拉伸:患者半蹲位,弯腰向前,双手后伸,背伸腕关节使掌面朝向后方;操作者站在患者身后,双手分别与患者手掌对握,嘱患者缓慢深呼吸,呼气时操作者将患者双手微微上抬,然后手掌发力使患者腕关节尽量背伸,达到最大限度后患者自由呼吸,保持 10s,连续进行 3 次拉伸(图 4-1-92)。

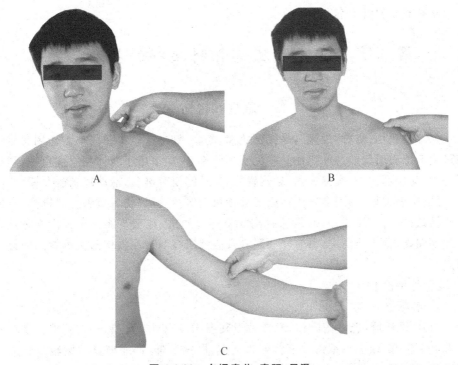

图 4-1-90　点揉肩井、肩髃、尺泽

A. 点揉肩井；B. 点揉肩髃；C. 点揉尺泽

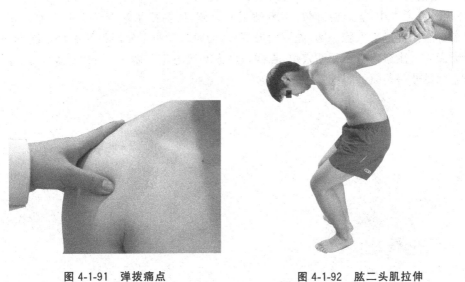

图 4-1-91　弹拨痛点　　　　　　　图 4-1-92　肱二头肌拉伸

【注意事项】　急性肱二头肌长头肌腱炎，施手法后应配合冷敷 2d（每日 3～4 次，每次 4～7min）；而后改为热敷或中药熏洗（每日 2 次，每次 25min 为宜）。补充

113

维生素有益于肌腱炎愈合。

第二节　常见腰腿部骨科疾病的拉筋治疗

一、急性腰扭伤

急性腰扭伤,俗称"闪腰",是腰部肌肉、筋膜、韧带等软组织因外力作用突然受到过度牵拉而引起的急性扭伤。多见于青壮年,发病多由于肢体超限度负重,姿势不正确,动作不协调,突然失足,猛烈提物,活动时没有准备,活动范围过大等。

【临床表现】　本病多发生在患者搬抬重物等活动后,伤后重者疼痛剧烈,当即不能活动;轻者尚能工作,但休息后或次日疼痛加重,甚至不能起床。检查时见患者腰部僵硬,腰前凸消失,可有脊柱侧弯及骶棘肌痉挛。在损伤部位可找到明显压痛点。

【治疗手法】

1. 理筋手法

(1)滚揉松筋:患者俯卧位,术者站于其患侧,用小指、环指、中指背侧及掌指关节着力于腰部,以小指掌指关节背侧为支点,肘关节伸直,靠前臂的旋转及腕关节的屈伸,使产生的力作用于治疗部位上。先由病变远端或健侧逐渐向主痛部位接近,力量由轻到重,时间为5～8min(图4-2-1)。

(2)点揉委中:患者俯卧位,术者站于其患侧,用拇指指端置于委中穴上,其余四指自然伸直置于大腿一侧,先用力向下按,同时带动指下深层组织做轻柔缓和的环旋揉动。注意拇指要紧贴穴位,点揉速度需和缓不急。做完5～10次后,再依同法点揉另外一条腿的委中穴(图4-2-2)。

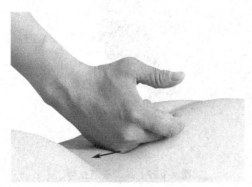

图4-2-1　滚揉松筋

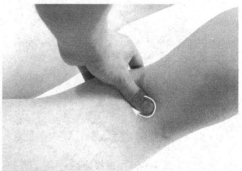

图4-2-2　点揉委中

（3）弹拨痛点：患者俯卧位，术者站于其患侧，在压痛点上双手拇指重叠或并列与患处肌纤维肌腱成垂直方向来回拨动 6～7 次；本病痛点一般在两侧下腰部及臀部，点按时患者出现疼痛异常等反应；施术时力集中于指端，以拇指端施力，其余四指放置于肢体另一侧起辅助支撑作用，将着力的指端插入肌筋缝隙之间或肌筋的起止点，由轻而重，由慢而快地弹而拨之（图 4-2-3）。

（4）擦背部肌肉：患者俯卧位，以正红花油为润滑剂涂于患者背部，然后沿患侧脊柱走行方向，以手掌尺侧着力，要做直线往返快速擦动，以局部透热为度，作用层次在皮肤及皮下（图 4-2-4）。

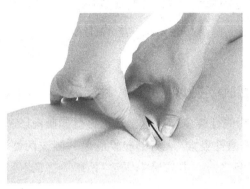

图 4-2-3　弹拨痛点

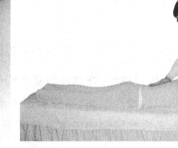

图 4-2-4　擦背法

2. 肌肉拉伸方法

（1）竖脊肌拉伸：患者在床上取坐位，双腿自然伸直，操作者站在患者身后，患者首先将上半身往腿部方向移动，到背部产生拉伸感后停止，此时，操作者用双手将患者背部往腿部方向轻微下压，患者上半身做一与操作者发力相反方向的抵抗动作，使肌肉等长收缩 6s，然后完全放松，患者深呼吸，呼气时操作者再用双手将患者背部往腿部方向下压，到达最大限度后患者自由呼吸，保持 10s，连续 3 次拉伸（图 4-2-5）。

（2）腰方肌拉伸：患者取侧卧位，背靠近在床边缘，上方的腿过伸悬于床缘外；另一腿尽力弯曲靠近胸部，保持其髋部正直位，右臂置于头上，这将拉长右侧的腰方肌，患者能轻微感觉侧腰有牵拉感；此时操作者站在患者身后，手臂交叉，一手放在右侧髂嵴处，另一手张开放在胸腔侧面，操作者左手后部分别施加相反方向的力，患者则做抵抗其力量的动作，使肌肉等长收缩 6s，然后完全放松，患者深呼吸，呼气时操作者再用左手后部分别施加更大力量的相反方向的力，到达最大限度后患者自由呼吸，保持 10s，连续 3 次拉伸（图 4-2-6）。

【注意事项】　治疗期间患者要注意多休息，可在局部涂抹消炎镇痛药如扶他林软膏或红花油等药物以助损伤恢复，康复后需加强腰背肌锻炼。

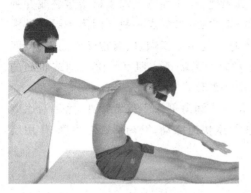

图 4-2-5 竖脊肌拉伸

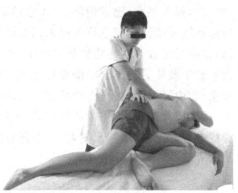

图 4-2-6 腰方肌拉伸

二、慢性腰肌劳损

慢性腰肌劳损或称"腰背肌筋膜炎""功能性腰痛"等,主要是指腰骶部肌肉、筋膜、韧带等软组织的慢性损伤,导致局部无菌性炎症,从而引起腰骶部一侧或两侧的弥漫性疼痛,是慢性腰腿痛中常见的疾病之一。本病属中医学"腰痛""痹证"等病症范畴。

【临床表现】 长期反复发作的腰背部疼痛,呈钝性胀痛或酸痛不适,时轻时重,迁延难愈。休息、适当活动或经常改变体位姿势可使症状减轻。劳累、阴雨天气、受风寒湿影响则症状加重。腰部活动基本正常,偶有牵掣不适感,不耐久坐久站,不能胜任弯腰工作。弯腰稍久,便直腰困难。急性发作时,症状明显加重,重者出现腰脊柱侧弯,下肢牵掣作痛等。

【治疗手法】

1. 理筋手法

(1)掌推腰背:患者俯卧位,术者站于其身侧,医生用手掌着力于后背部,从上至下分别推背部督脉,两侧夹脊,足膀胱经,每条经推 3～5 遍(图 4-2-7)。

(2)循经擦揉:患者俯卧位,术者站于其身侧,用小指、环指、中指背侧及掌指关节着力于腰部,以小指掌指关节背侧为支点,肘关节伸直,靠前臂的旋转及腕关节的屈伸,使产生的力作用于治疗部位上,时间为 5～8min。再用手掌着力于治疗部位,向下按压后做轻柔和缓的环旋活动以按揉,施术时沿两侧膀胱经由上而下往返施术 3～5 遍,用力由轻到重(图 4-2-8)。

(3)点揉肾俞、大肠俞、小肠俞、八髎:患者俯卧位,术者站于其身侧,用双手拇指点揉肾俞、大肠俞、小肠俞、八髎等穴各约 1min,力度以有酸胀为度。施术时先将拇指指端置于施术部位用力向下按压以后,再加以环旋揉动;注意点揉时拇指需

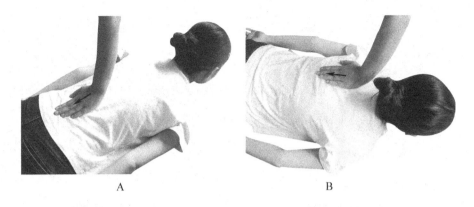

图 4-2-7　掌推腰背

A. 掌推督脉；B. 掌推膀胱经

吸定治疗部位,速度和缓不急,幅度要适中(图 4-2-9)。

(4)弹拨骶棘肌:患者俯卧位,术者站于其身侧,两拇指用力向下,深按于骶棘肌的内侧缘,而后拇指向外推搎骶棘肌进行弹拨,在痛点及肌痉挛处上下弹拨 3～5遍,以达到松解粘连,解痉止痛的目的;施术时力集中于指端,以拇指端施力,其余四指放置于肢体另一侧起辅助支撑作用,将着力的指端插入肌筋缝隙之间或肌筋的起止点,由轻而重,由慢而快地弹而拨之(图 4-2-10)。

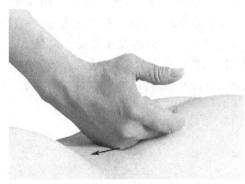

图 4-2-8　循经搎揉

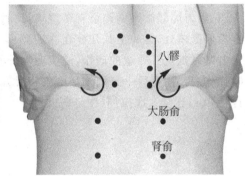

图 4-2-9　点揉穴位

(5)横擦腰骶:患者俯卧位,术者站于其身侧,横擦患者腰骶部肾虚、命门处,反复操作约 30s。施术时以手的尺侧置于患者腰骶部,做横向直线往返擦动,以局部皮肤微红温热为度。本法浮而不沉,作用于肌肤,滑而不滞,比摩法速度快,着力持续连贯,速度均匀而和缓(图 4-2-11)。

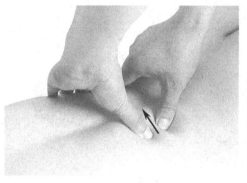

图 4-2-10　弹拨骶棘肌

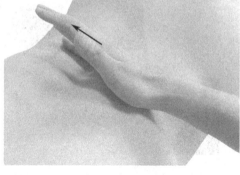

图 4-2-11　横擦腰骶

2. 肌肉拉伸方法

(1)竖脊肌拉伸:患者在床上取坐位,双腿自然伸直,操作者站在患者身后,患者首先将上半身往腿部方向移动,到背部产生拉伸感后停止,此时,操作者用双手将患者背部往腿部方向轻微下压,患者上半身做与操作者发力相反方向的抵抗动作,使肌肉等长收缩 6s,然后完全放松,患者深呼吸,呼气时操作者再用双手将患者背部往腿部方向下压,到达最大限度后患者自由呼吸,保持 10s,连续 3 次拉伸(图 4-2-12)。

(2)腰方肌拉伸:患者取侧卧位,背靠近在床边缘,上方的腿过伸悬于床缘外;另一腿尽力弯曲靠近胸部,保持其髋部正直位,右臂置于头上,这将拉长右侧的腰方肌,患者能轻微感觉侧腰有牵拉感;此时操作者站在患者身后,手臂交叉,一手放在右侧髂嵴处,另一手张开放在胸腔侧面,操作者左后手分别施加相反方向的力,患者则做抵抗其力量的动作,使肌肉等长收缩 6s,然后完全放松,患者深呼吸,呼气时操作者再用左后手分别施加更大相反方向的力,到达最大限度后患者自由呼吸,保持 10s,连续 3 次拉伸(图 4-2-13)。

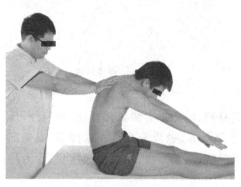

图 4-2-12　竖脊肌拉伸

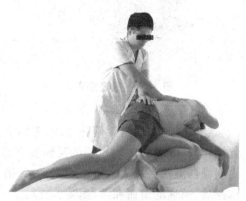

图 4-2-13　腰方肌拉伸

（3）背阔肌拉伸：患者坐位，上半身直立，患侧上肢举过头顶，肘关节屈曲，置于脑后；操作者站在患者身后，一手置于患者手肘部，另一手握住患者前臂，嘱患者缓慢深呼吸，呼气时操作者发力，使患者肘部往身体健侧拉伸，达到最大限度后患者自由呼吸，保持 10s，连续进行 3 次拉伸（图 4-2-14）。

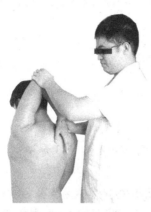

图 4-2-14　背阔肌拉伸

【注意事项】　注意坐姿及劳动姿势，加强腰背肌锻炼，注意保暖。

三、腰椎间盘突出

腰椎间盘突出是由腰椎间盘变性，纤维环失去弹性，产生裂隙；在外力作用下，造成椎间盘膨出、突出或纤维环破裂髓核脱出；压迫神经根产生腰腿痛等症状。本病好发于 20—50 岁的中青年人，男多于女。腰椎间盘突出发病原因有腰椎间盘的退行性改变、外伤劳损、寒冷刺激等；腰椎间盘突出属中医腰腿痛、腰痛、痹症等范畴。中医学认为，腰椎间盘突出发生的关键是肾气虚损，筋骨失养；跌仆闪挫或寒湿之邪为之诱因；经脉困阻，气血运行不畅是出现腰痛的发病机制。

【临床表现】　腰椎间盘突出常表现为腰痛和下肢放射性疼痛或麻木、发凉感，常波及至足。腰椎生理曲度减小、消失、甚至反张，脊柱侧弯，腰功能受限，压痛伴有放射痛、叩痛伴有放射痛，压痛点位于患侧，与病变间隙相平的脊柱旁开 1～2cm。

【治疗手法】

1. 理筋手法

（1）掌推腰背：患者俯卧位，术者站于患者一侧，用手掌着力于后背部，从上至下沿督脉、膀胱经推 3～5 遍；推动时注意压力适中，轻而不浮，重而不滞，进行单方向的直线推动，应手指在前，掌根在后，方向要正确（图 4-2-15）。

（2）揉揉松筋：患者俯卧位，术者站于其患侧侧方，用小指、环指、中指背侧及掌

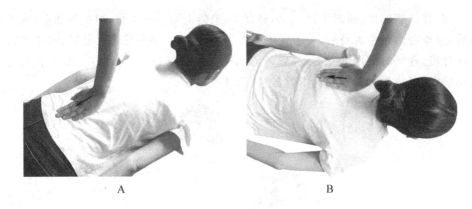

图 4-2-15　掌推腰背

A. 掌推督脉；B. 掌推膀胱经

指关节着力于腰部，以小指掌指关节背侧为支点，肘关节伸直，靠前臂的旋转及腕关节的屈伸，使产生的力作用于治疗部位上；先由病变远端或健侧逐渐向主痛部位接近，力量由轻到重，时间为 5～8min；亦可双掌重叠，以掌根着力于腰部，左右方向由浅到深按揉放松腰骶及脊柱两侧肌肉（图 4-2-16）。

（3）弹拨痛点：术者以手拇指螺纹面置于背腰部痛点，以上肢带动拇指，垂直于肌腱或条索左右往返用力推动 1min。本病痛点一般在腰椎正中旁开 1.5 寸及旁开 3 寸处，点按时患者出现疼痛异常等反应；施术时力集中于指端，以拇指端施力，其余四指放置于肢体另一侧起辅助支撑作用，将着力的指端插入肌筋缝隙之间或肌筋的起止点，由轻而重，由慢而快地弹而拨之（图 4-2-17）。

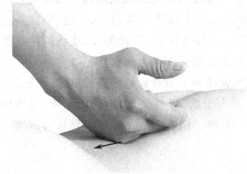

图 4-2-16　搓揉松筋

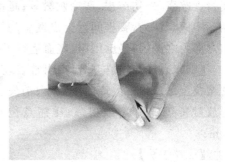

图 4-2-17　弹拨痛点

（4）拿揉患腿：患者俯卧位，术者站于其患侧侧方，拿揉患侧下肢约 5min；施术时拇指与其余四指对合呈钳形，施以夹力，以掌指关节的屈伸运动所产生的力，自上而下捏拿治疗部位。放松时从上到下,力量从小到大,作用层次由浅至深(图4-2-18)。

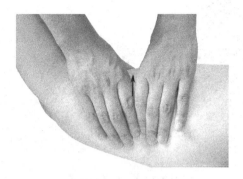

图4-2-18 拿揉患腿

(5)点揉环跳、委中:患者俯卧位,术者站于其身侧,用双手拇指点揉环跳、委中;施术时先将拇指指端置于施术部位用力向下按压以后,再加以环旋揉动;注意点揉时拇指需吸定治疗部位,速度和缓不急,幅度要适中(图4-2-19)。

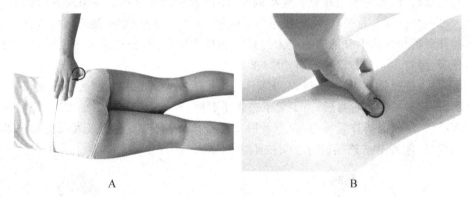

图4-2-19 点揉环跳、委中
A. 点揉环跳;B. 点揉委中

2. 肌肉拉伸方法

(1)竖脊肌拉伸:患者在床上取坐位,双腿自然伸直,操作者站在患者身后,患者首先将上半身往腿部方向移动,到背部产生拉伸感后停止,此时,操作者用双手将患者背部往腿部方向轻微下压,患者上半身做与操作者发力相反方向的抵抗动作,使肌肉等长收缩6s,然后完全放松,患者深呼吸,呼气时操作者再用双手将患者背部往腿部方向下压,到达最大限度后患者自由呼吸,保持10s,连续3次拉伸(图4-2-20)。

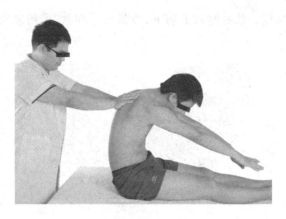

图 4-2-20　竖脊肌拉伸

（2）腰方肌拉伸：患者取侧卧位，背靠近在床边缘，上方的腿过伸悬于床缘外；另一腿尽力弯曲靠近胸部，保持其髋部正直位，右臂置于头上，这将拉长右侧的腰方肌，患者能轻微感觉侧腰有牵拉感；此时操作者站在患者身后，手臂交叉，一手放在右侧髂嵴处，另一手张开放在胸腔侧面，操作者左后手分别施加相反方向的力，患者则做抵抗其力量的动作，使肌肉等长收缩 6s，然后完全放松，患者深呼吸，呼气时操作者再用左后手分别施加更大力量的相反方向的力，到达最大限度后患者自由呼吸，保持 10s，连续 3 次拉伸（图 4-2-21）。

（3）背阔肌拉伸：患者坐位，上半身直立，患侧上肢举过头顶，肘关节屈曲，置于脑后；操作者站在患者身后，一手置于患者手肘部，另一手握住患者前臂，嘱患者缓慢深呼吸，呼气时操作者发力，使患者肘部往身体健侧拉伸，达到最大限度后患者自由呼吸，保持 10s，连续进行 3 次拉伸（图 4-2-22）。

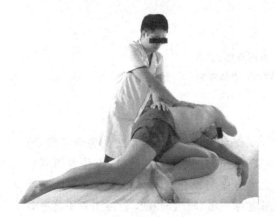

图 4-2-21　腰方肌拉伸

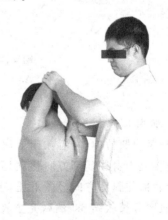

图 4-2-22　背阔肌拉伸

【注意事项】 治疗期间患者要严格卧床休息,症状消失后应加强腰背肌锻炼,注意保暖。

四、第三腰椎横突综合征

第三腰椎横突综合征是腰痛或腰腿痛患者常见的一种疾病,好发于青壮年体力劳动者。由于 L_3 横突特别长,且水平位伸出,附近有血管神经束经过,还有较多的肌筋膜附着。在正位上 L_3 处于腰椎生理前凸弧度的顶点,为承受力学传递的重要部位,因此易受外力作用的影响,容易受损伤而引起该处附着肌肉撕裂、出血、瘢痕粘连,筋膜增厚挛缩,使血管神经束受摩擦、刺激和压迫而产生症状。

【临床表现】 多见于从事体力劳动的青壮年,男性多发,常诉有轻重不等的腰部外伤史;主要症状为腰部疼痛(弯腰时疼痛多呈持续性加重)疼痛因人而异,有的疼痛非常剧烈,有的则持续性钝痛,疼痛的性质,一般是牵扯样的,也有呈酸困状的,疼痛往往在久坐,久站或早晨起床以后加重,症状重的还有沿大腿向下放射的疼痛,可至膝面以上,极少数病例疼痛可延及小腿的外侧,但并不因腹压增高(如咳嗽,喷嚏等)而增加疼痛症状。

【治疗手法】

1. 理筋手法

(1)掌推腰背:患者俯卧位,术者站于患者一侧,用手掌着力于后背部及腰部,从上至下沿督脉、膀胱经推 3～5 遍。推动时注意压力适中,轻而不浮,重而不滞,进行单方向的直线推动,应手指在前,掌根在后,方向要正确(图 4-2-23)。

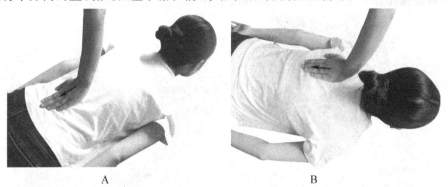

A   B

图 4-2-23 掌推腰背

A. 掌推督脉;B. 掌推膀胱经

(2)擦揉松筋:患者俯卧位,术者站于其患侧侧方,用小指、环指、中指背侧及掌指关节着力于腰部,以小指掌指关节背侧为支点,肘关节伸直,靠前臂的旋转及腕关节的屈伸,使产生的力作用于治疗部位上;先由病变远端或健侧逐渐向主痛部位接近,力量由轻到重,时间为 5～8min;亦可双掌重叠,以掌根着力于腰部,左右方向由浅到深按揉放松腰骶及脊柱两侧肌肉（图4-2-24）。

（3）弹拨痛点：术者以拇指螺纹面置于腰部痛点，以上肢带动拇指，垂直于肌腱或条索左右往返用力推动1min。本病痛点一般在L₃横突处，定位时可从髂嵴最高点往上触摸，摸到横突最长处即为L₃横突；施术时力集中于指端，以拇指端施力，其余四指放置于肢体另一侧起辅助支撑作用，将着力的指端插入肌筋缝隙之间或肌筋的起止点，由轻而重，由慢而快地弹而拨之（图4-2-25）。

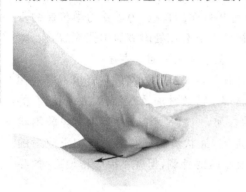 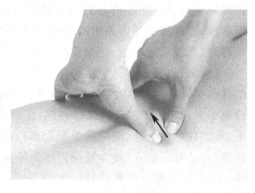

图4-2-24　撩揉松筋　　　　　　　　图4-2-25　弹拨痛点

（4）点揉气海俞、委中：患者俯卧位，术者站于其身侧，用双手拇指点揉气海俞、委中；施术时先将拇指指端置于施术部位用力向下按压以后，再加以环旋揉动。注意点揉时拇指需吸定治疗部位，速度和缓不急，幅度要适中（图4-2-26）。

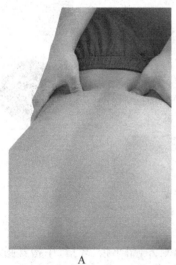 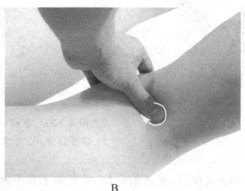

A　　　　　　　　　　　　　B
图4-2-26　点揉气海俞、委中
A. 点揉气海俞；B. 点揉委中

2. 肌肉拉伸方法

(1)竖脊肌拉伸：患者在床上取坐位，双腿自然伸直，操作者站在患者身后，患者首先将上半身往腿部方向移动，到背部产生拉伸感后停止，此时，操作者用双手将患者背部往腿部方向轻微下压，患者上半身做一与操作者发力相反方向的抵抗动作，使肌肉等长收缩 6s，然后完全放松，患者深呼吸，呼气时操作者再用双手将患者背部往腿部方向下压，到达最大限度后患者自由呼吸，保持 10s，连续 3 次拉伸（图 4-2-27）。

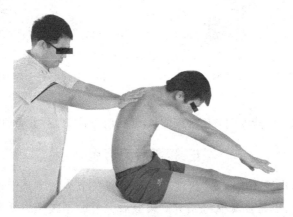

图 4-2-27　竖脊肌拉伸

(2)腰大肌拉伸：患者侧卧在床上，位于下方的腿屈髋屈膝，上方的腿自然伸直，操作者站在患者身后，患者首先将上方的大腿往身后移动，到腹部及大腿内侧产生牵拉感后停止，此时，操作者用一手置于患者腰部，另一手置于患者拉伸侧大腿内侧，将患者大腿往患者后方向轻微拉伸，患者大腿做一与操作者发力相反方向的抵抗动作，使肌肉等长收缩 6s，然后完全放松，患者深呼吸，呼气时操作者再用手将患者大腿往后方向拉伸，到达最大限度后患者自由呼吸，保持 10s，连续 3 次拉伸（图 4-2-28）。

(3)腰方肌拉伸：患者取侧卧位，背靠近在床边缘，上方的腿过伸悬于床缘外；另一腿尽力弯曲靠近胸部，保持其髋部正直位，右臂置于头上，这将拉长右侧的腰方肌，患者能轻微感觉侧腰有牵拉感；此时操作者站在患者身后，手臂交叉，一手放在右侧髂嵴处，另一手张开放在胸腔侧面，操作者左后手分别施加相反方向的力，患者则做抵抗其力量的动作，使肌肉等长收缩 6s，然后完全放松，患者深呼吸，呼气时操作者再用左后手分别施加更大相反方向的力，到达最大限度后患者自由呼吸，保持 10s，连续 3 次拉伸（图 4-2-29）。

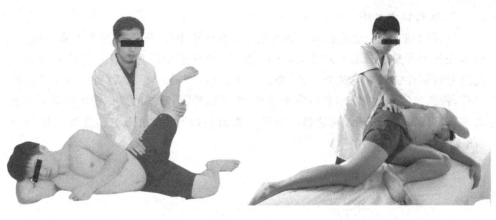

图 4-2-28　腰大肌拉伸　　　　　　　　图 4-2-29　腰方肌拉伸

【注意事项】　治疗期间严格卧床休息，症状消失后应加强腰背肌锻炼，注意保暖。

五、腰骶后关节病

腰骶后关节病属于中医学"腰痛"范畴，腰骶关节突关节是腰椎关节突关节最下方的一个关节，也是腰骶枢纽关节。腰骶后关节病是腰椎力学长期失衡造成椎曲紊乱的结果，因先天结构异常、创伤、椎间盘退行性变继发或者各种慢性劳损引起腰骶部疼痛。

【临床表现】　慢性下腰痛，遇劳累或气候变化加重，或久坐、久站、久行即感下腰酸痛无力，部分有一侧或两侧臀部或大腿部疼痛，或晨起时症状较重，腰骶部僵硬，适当活动后症状减轻。无放射性剧痛。腰骶棘突间和两侧有压痛，触摸棘突可有偏歪。腰骶部前凸增大，腰部活动轻度受限或不受限，直腿抬高试验阴性。X 线检查：正位可见关节突关节密度增高，或两侧不对称，或有腰骶假关节、骶椎裂；斜位片可见关节腔变窄，或峡部有退行性改变，或隐裂；侧位片可见上腰曲反弓下腰椎曲度增大，腰骶轴交角变小，或有椎体假性滑脱。

【治疗手法】

1. 理筋手法

(1)滚揉松筋：患者俯卧位，术者站于一侧，在背部及腰骶部做推、揉、滚等动作，反复多遍。先由病变远端或健侧逐渐向最痛部位接近，力量由轻到重，时间为 5～8min(图 4-2-30)。

(2)点揉委中、承山：用手指点、按、揉委中、承山穴各 30s，力度以患者能耐受为度。施术先将拇指指端置于施术部位用力向下按压以后，再加以环旋揉动(图 4-2-31)。

(3)点揉痛点：患者俯卧位，术者站在一侧，确定痛点位置后，施以拇指点揉法。

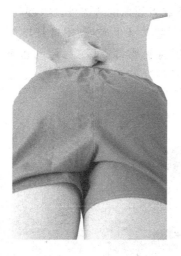

图 4-2-30 揉松筋

本病患者痛点一般在腰骶关节周围,触摸时能感觉到有筋结等异常反应点。施术先将拇指指端置于施术部位用力向下按压后,再加以环旋揉动。注意点揉时拇指需吸定治疗部位,速度和缓不急,幅度要适中(图 4-2-32)。

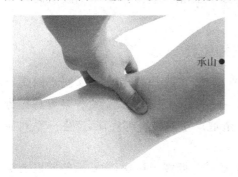

图 4-2-31 点揉穴位

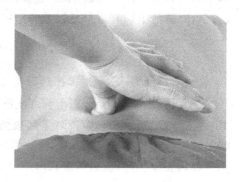

图 4-2-32 点揉痛点

2. 肌肉拉伸方法

(1)竖脊肌拉伸:患者在床上取坐位,双腿自然伸直,操作者站在患者身后,患者首先将上半身往腿部方向移动,到背部产生拉伸感后停止,此时,操作者用双手将患者背部往腿部方向轻微下压,患者上半身做一与操作者发力相反方向的抵抗动作,使肌肉等长收缩 6s,然后完全放松,患者深呼吸,呼气时操作者再用双手将患者背部往腿部方向下压,到达最大限度后患者自由呼吸,保持 10s,连续 3 次拉伸(图 4-2-33)。

(2)臀大肌拉伸:患者平卧于瑜伽垫或者治疗床,一侧下肢屈髋屈膝,使膝关节靠近腹部,操作者双手置于患者屈曲的膝盖处,扶住膝盖,嘱患者缓慢深呼吸,呼气时操作者重心下移压在患者膝关节上方,利用自身体重帮助患者髋关节做更大程度屈曲,患者此时能明显感觉到臀部有牵拉感,到达最大限度后自由呼吸,保持10s,连续3次拉伸(图 4-2-34)。

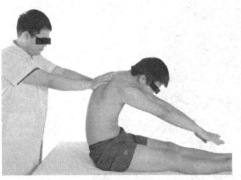

图 4-2-33　竖脊肌拉伸　　　　　　　图 4-2-34　臀大肌拉伸

【注意事项】　椎弓峡部有退行性改变,注意手法不宜过重,若退化严重或隐裂者,以及先天性骶椎裂患者,禁用整复类手法。加强腰背肌锻炼,增加腰肌的弹性及力量,对防治本病有着举足轻重的作用。

六、臀上皮神经炎

臀上皮神经为第 1～3 腰神经后支之外侧支,在股骨大转子与 L_3 间连线交于髂嵴处平行穿出深筋膜,分布于臀部皮肤,一般不易触及到。臀上皮神经容易在劳动中因久弯腰、躯干左右旋转时受到损伤,造成严重的腰臀部疼痛,产生一系列症状,可诊为臀上皮神经损伤。

【临床表现】　为患侧腰臀部疼痛,呈刺痛、痛、撕裂样疼痛,大腿后侧膝以上部位可有牵扯痛,但不过膝。急性期疼痛较剧烈,弯腰受限,起坐困难,由坐位改站位时需攀扶他人或物体,患者常诉疼痛部位较深,区域模糊,没有明显的分布界限。检查时可在髂嵴最高点内侧 2～3cm 处触及"条索样"硬物,压痛明显,有麻胀感。直腿抬高试验阳性,但不出现神经根性症状。

【治疗手法】

1. 理筋手法

(1)滚揉松筋:患者俯卧位,术者站于其患侧侧方,用小指、环指、中指背侧及掌指关节着力于患侧臀部,以小指掌指关节背侧为支点,肘关节伸直,靠前臂的旋转及腕关节的屈伸,使产生的力作用于治疗部位上。先由病变远端或健侧逐渐向主痛部位接近,力量由轻到重,时间为 5～8min。亦可双掌重叠,以掌根着力于患侧臀部,左右方向由浅到深按揉放松臀部肌肉(图 4-2-35)。

(2)弹拨痛点:术者以拇指螺纹面置于臀部痛点,以上肢带动拇指,垂直于肌腱或条索左右往返用力推动 1min。本病痛点一般在臀部上部,触摸时可摸到有肌肉筋结等异常反应点;施术时力集中于指端,以拇指端施力,其余四指放置于肢体另一侧起辅助支撑作用,将着力的指端插入肌筋缝隙之间或肌筋的起止点,由轻而重,由慢而快地弹而拨之(图 4-2-36)。

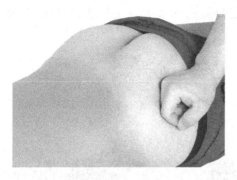

图 4-2-35 滚揉松筋

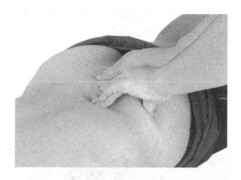

图 4-2-36 弹拨痛点

(3)点揉环跳、委中:患者俯卧位,术者站于其身侧,用肘尖弹拨环跳,用拇指点揉委中。施术时先将拇指指端置于施术部位用力向下按压以后,再加以环旋揉动。注意点揉时拇指需吸定治疗部位,速度和缓不急,幅度要适中(图 4-2-37)。

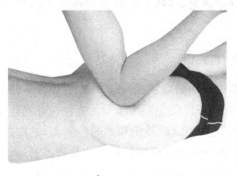

A

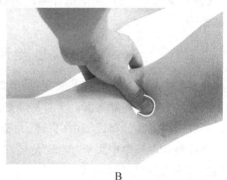

B

图 4-2-37 点揉环跳、委中

A. 肘拨环跳;B. 点揉委中

2. 肌肉拉伸方法

(1)臀大肌拉伸:患者平卧于瑜伽垫或者治疗床,患侧下肢屈髋屈膝,使膝关节靠近腹部,操作者双手置于患者屈曲的膝盖处,扶住膝盖,嘱患者缓慢深呼吸,呼气时操作者重心下移压在患者膝关节上方,利用自身体重帮助患者髋关节做更大程度屈曲,患者此时能明显感觉到臀部有牵拉感,到达最大限度后自由呼吸,保持10s,连续 3 次拉伸(图 4-2-38)。

(2)梨状肌拉伸:患者平卧于瑜伽垫或者治疗床,患侧下肢屈髋屈膝,并外旋髋关节,操作者一手置于患者屈曲的膝盖处,扶住膝盖,另一手置于患者踝关节上方,握住小腿,嘱患者缓慢深呼吸,呼气时操作者重心下移,帮助患者髋关节做更大程度屈曲,患者此时能明显感觉到臀部有牵拉感,到达最大限度后自由呼吸,保持10s,连续 3 次拉伸(图 4-2-39)。

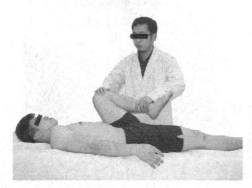 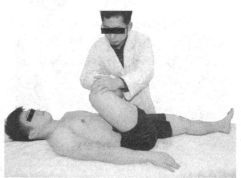

图 4-2-38　臀大肌拉伸　　　　　　　图 4-2-39　梨状肌拉伸

【注意事项】　治疗期间患者要严格卧床休息,症状消失后应加强腰背肌锻炼,注意保暖。

七、坐骨神经痛

坐骨神经痛是指坐骨神经病变,沿坐骨神经通路即腰、臀部、大腿后、小腿后外侧和足外侧发生的疼痛症状群。坐骨神经是支配下肢的主要神经干。坐骨神经痛是指坐骨神经通路及其分布区域内(臀部、大腿后侧、小腿后外侧和足的外侧面)的疼痛。坐骨神经痛在中医学中属于"痹证"范畴,中医学认为本病发生是因为腠理不密,风寒湿热之邪乘虚侵袭,邪留经络,正气为邪所阻,气血凝滞,阻塞经络,不通则痛。本病多见于男性青壮年,单侧为多。疼痛程度及时间常与病因和起病缓急有关。

【临床表现】　坐骨神经痛常表现为下肢放射疼痛,常自腰部向一侧臀部、大腿后,腘窝、小腿外侧及足部放射,呈烧灼样或刀割样疼痛,咳嗽及用力时疼痛加剧,夜间更甚。患者为避免神经牵拉、受压,常取特殊的减痛姿势,如睡时卧向健侧,髋、膝关节屈曲,站立时着力于健侧,日久造成脊柱侧弯,多弯向健侧;或者出现患肢小腿外侧和足背常有麻木及感觉减退,臀肌张力松弛,伸踇及屈踇肌力减弱,跟腱反射减弱或消失。

【治疗手法】

1. 理筋手法

(1)擦揉松筋：患者俯卧位，术者站于其患侧，先在腰、臀部做推、揉、擦等动作，反复多遍。用小指、环指、中指背侧及掌指关节着力于臀部，以小指掌指关节背侧为支点，肘关节伸直，靠前臂的旋转及腕关节的屈伸，使产生的力作用于治疗部位上。先由病变远端或健侧逐渐向最痛部位接近，力量由轻到重，时间为 5～8min（图 4-2-40）。

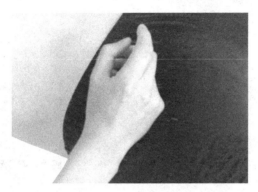

图 4-2-40　擦揉松筋

(2)点揉承山、委中、肘点环跳：用手指点、按、揉承山、委中穴各 30s，然后用肘尖用力点按臀部环跳穴约 30s。力度以患者能耐受为度。施术先将拇指指端置于施术部位用力向下按压以后，再加以环旋揉动（图 4-2-41）。

(3)揉捏患肢：擦摩、揉捏患侧大腿、小腿后群肌，用掌根揉小腿外侧部，反复几遍（图 4-2-42）。

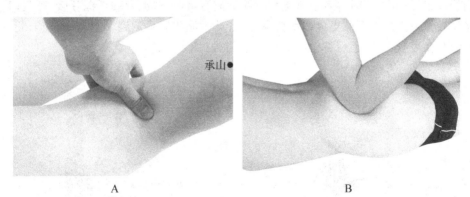

承山●

A

B

图 4-2-41　点揉承山、委中

A. 点揉委中；B. 肘点环跳

2.肌肉拉伸方法

（1）臀大肌拉伸：患者平卧于瑜伽垫或者治疗床，患侧下肢屈髋屈膝，使膝关节靠近腹部，操作者双手置于患者屈曲的膝盖处，扶住膝盖，嘱患者缓慢深呼吸，呼气时操作者重心下移压在患者膝关节上方，利用自身体重帮助患者髋关节做更大程度屈曲，患者此时能明显感觉到臀部有牵拉感，到达最大限度后自由呼吸，保持10s，连续3次拉伸（图4-2-43）。

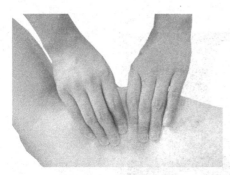

图 4-2-42　揉捏患肢

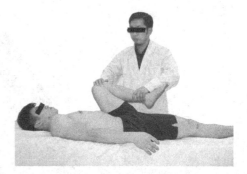

图 4-2-43　臀大肌拉伸

（2）梨状肌拉伸：患者平卧于瑜伽垫或者治疗床，患侧下肢屈髋屈膝，并外旋髋关节，操作者一手置于患者屈曲的膝盖处，扶住膝盖，另一手置于患者踝关节上方，握住小腿，嘱患者缓慢深呼吸，呼气时操作者重心下移，帮助患者髋关节做更大程度屈曲，患者此时能明显感觉到臀部有牵拉感，到达最大限度后自由呼吸，保持10s，连续3次拉伸（图4-2-44）。

（3）腘绳肌拉伸：患者平卧位，患侧下肢抬起，膝关节保持伸直状态，另一侧下肢平放于床面，操作者一手固定住床面的下肢，另一手握住患者抬起的下肢，使该侧下肢缓慢抬高，此时患者能感觉到大腿后侧有牵拉感；患者缓慢深呼吸，呼气时，操作者发力将患者下肢更大程度抬高，患者此时能明显感觉到大腿有牵拉感，到达最大限度后自由呼吸，保持10s，连续3次拉伸（图4-2-45）。

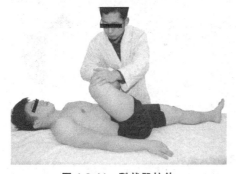

图 4-2-44　梨状肌拉伸

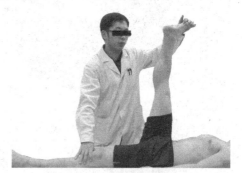

图 4-2-45　腘绳肌拉伸

（4）腓肠肌拉伸：以自我拉伸为主。患者站立在墙面前，双腿一前一后，将手臂抬起，前臂靠在墙上，额头枕于手上，前腿弯曲，前脚脚趾指向正前方，后腿伸直；缓慢深呼吸，呼气时将髋部缓慢前移，腰部保持平直，此时能明显感觉到后腿小腿处有牵拉感，保持 10s，连续 3 次拉伸，左右腿分别拉伸（图 4-2-46）。

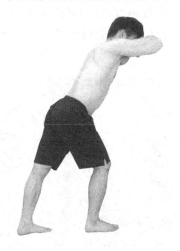

图 4-2-46　腓肠肌拉伸

【注意事项】

1. 引起坐骨神经痛的原因颇多，如腰部软组织损伤时，在痛点用拇指做按揉，若有硬强或索条状物，要施拨筋法（用指、掌、肘等深压于治疗部位上，做直线往返的拨动。须注意拨动方向与肌纤维、韧带、神经走行方向相垂直），以促进血液循环、放松肌肉。

2. 急性期睡硬板床；避免重体力劳动；防受寒受湿；局部保暖。

八、股外侧皮神经炎

股外侧皮神经炎是指股外侧皮神经感染无菌性炎症，发生疼痛、麻木等症状的病证。临床以股外侧下方 2/3 部位的皮肤感觉麻木、刺痛、有蚁行感，触觉减退为特点，多见于 20—50 岁较肥胖的男性。多因感受外邪，正气不足，瘀血阻滞经脉肌肤发为本病。

【临床表现】 为股前外侧麻木、蚁行感、刺痛、烧灼感、发凉、出汗减少及沉重感等症状亦可出现，以麻木最多见。体力劳动、站立过久时可加剧，休息后症状可缓解。查体可有程度不等的浅感觉减退或缺失，主要是痛觉与温度觉减退而压觉存在。少数患者可有色素减退或沉着。有些患者皮肤可呈轻度菲薄，稍干燥，毳毛减少。本病通常为单侧性，少数双侧发病。慢性病程，时轻时重，常数月至多年不愈。

【治疗手法】

1. 理筋手法

（1）擦揉松筋：患者侧卧位，术者站于一侧，先在臀外侧部、大腿外侧做推、揉、擦等动作，反复多遍。用小指、环指、中指背侧及掌指关节着力于大腿外侧部，以小指掌指关节背侧为支点，肘关节伸直，靠前臂的旋转及腕关节的屈伸，使产生的力作用于治疗部位上。先由病变远端或健侧逐渐向最痛部位接近，力量由轻到重，时间为 5～8min（图 4-2-47）。

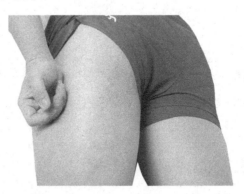

图 4-2-47　擦揉松筋

（2）点揉环跳、委中：用手指点、按、揉委中穴 30s，然后用肘尖用力点按臀部环跳穴约 30s，力度以患者能耐受为度；施术先将拇指指端置于施术部位用力向下按压以后，再加以环旋揉动（图 4-2-48）。

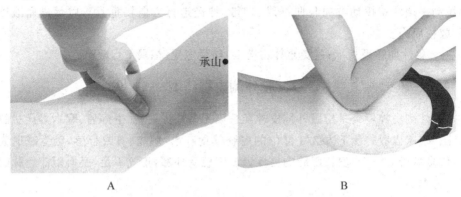

承山●

A

B

图 4-2-48　点揉委中

A. 点揉委中；B. 肘点环跳

（3）点揉痛点：患者侧卧位，术者站在一侧，确定痛点位置后，施以拇指点揉法。股外侧皮神经炎患者痛点一般在臀外侧、大腿外侧中上 1/3 交界处及周围筋结处。施术先将拇指指端置于施术部位用力向下按压以后，再加以环旋揉动。注意点揉时拇指需吸定治疗部位，速度和缓不急，幅度要适中（图 4-2-49）。

2. 肌肉拉伸方法

（1）梨状肌拉伸：患者平卧于瑜伽垫或者治疗床，患侧下肢屈髋屈膝，并外旋髋关节，操作者一手置于患者屈曲的膝盖处，扶住膝盖，另一手置于患者踝关节上方，握住小腿，嘱患者缓慢深呼吸，呼气时操作者重心下移，帮助患者髋关节做更大程度屈曲，患者此时能明显感觉到臀部有牵拉感，到达最大限度后自由呼吸，保持10s，连续 3 次拉伸（图 4-2-50）。

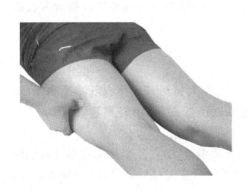

图 4-2-49 点揉痛点

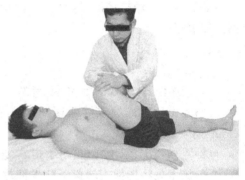

图 4-2-50 梨状肌拉伸

（2）阔筋膜张肌拉伸：患者平卧位，将患侧膝关节屈曲 90°，内收髋关节，患者先用一手将弯曲的腿往上拉，拉至另一侧腿前侧；患者一手压在患者患侧髂骨处，另一手压在患腿膝盖侧方，左右轻微发力使患者患腿压向地面，此时患者能感觉到患侧大腿外侧有牵拉感；患者缓慢深呼吸，呼气时，操作者发力将患者大腿更大程度压向地面，到达最大限度后自由呼吸，保持 10s，连续 3 次拉伸（图 4-2-51）。

【注意事项】 本病在治疗期间，患者应卧床休息，注意保暖，避免寒冷或冒雨涉水等。本病配合针灸治疗效果更佳。

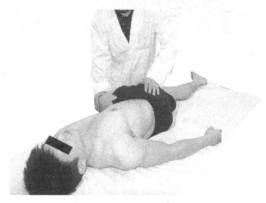

图 4-2-51 阔筋膜张肌拉伸

九、股二头肌扭伤

股二头肌扭伤在临床上较为常见,在运动损伤中占首位。本病多由间接外力所致,损伤部位以近端附着点最为常见。其次为肌腹,远端肌腱附着点受累较多。由于剧烈奔跑或突然踢物,股二头肌猛然的收缩,或由于暴力打、砸、撞等作用于大腿后面时,均可引起股二头肌的损伤。股二头肌损伤后出现局部出血、肿胀、疼痛,使肌肉收缩能力降低,从而影响髋膝关节的屈伸功能。

【临床表现】 本病多发于运动员,有明显损伤史。受损伤部位疼痛、肿胀、发硬,下肢不能伸屈,重复受伤动作疼痛加剧。步态跛行,伤侧坐骨结节或受伤肌腹压痛明显。陈旧性在伤部可触及硬结。肌肉抗阻力试验阳性。股二头肌扭伤急性期即 24h 内不可做拉筋治疗,24h 后方可行理筋手法治疗,疼痛肿胀好转后可行肌肉拉伸治疗。

【治疗手法】

1. 理筋手法

(1)搓揉松筋:患者俯卧位,术者站于一侧,在大腿后部做推、揉、搓等动作,反复多遍;先由病变远端或健侧逐渐向最痛部位接近,力量由轻到重,时间为 5～8min(图 4-2-52)。

(2)点揉委中、承山穴位:用手指点、按、揉委中、承山穴各 30s;力度以患者能耐受为度;施术先将拇指指端置于施术部位用力向下按压以后,再加以环旋揉动(图4-2-53)。

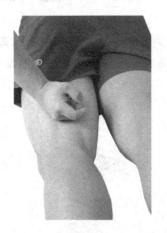

图 4-2-52　搓揉松筋

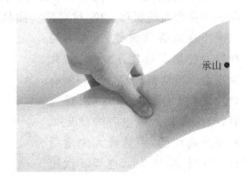

图 4-2-53　点揉委中

（3）点揉痛点：患者俯卧位，术者站在一侧，确定痛点位置后，施以拇指点揉法。本病患者痛点一般在坐骨结节处及大腿中间肌肉周围筋结处。施术先将拇指指端置于施术部位用力向下按压以后，再加以环旋揉动。注意点揉时拇指需吸定治疗部位，速度和缓不急，幅度要适中（图4-2-54）。

2. 肌肉拉伸方法

（1）腘绳肌拉伸：患者平卧位，患侧下肢抬起，膝关节保持伸直状态，另一侧下肢平放于床面，操作者一手固定住床面的下肢，另一手握住患者抬起的下肢，使该侧下肢缓慢抬高，此时患者能感觉到大腿后侧有牵拉感；患者缓慢深呼吸，呼气时，操作者发力将患者下肢更大程度抬高，患者此时能明显感觉到大腿有牵拉感，到达最大限度后自由呼吸，保持10s，连续3次拉伸（图4-2-55）。

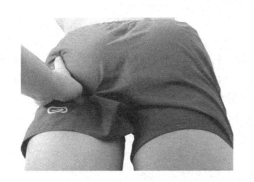

图 4-2-54　点揉痛点

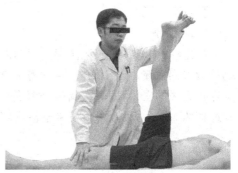

图 4-2-55　腘绳肌拉伸

（2）股四头肌拉伸：股四头肌主要以自我拉伸为主。患者取站立位，并使用一个固定的物体来帮助稳定，患侧膝屈曲并使足跟靠近臀部；用一手抓住患侧腿或者足，保持腰部挺直，然后小心地使足跟贴近臀的中部，此时能感觉到大腿前侧有牵拉感；缓慢深呼吸，当呼气的时候，把足跟最大程度的靠近臀部，患者此时能明显感觉到大腿有牵拉感，到达最大限度后自由呼吸，保持10s，连续3次拉伸（图4-2-56）。

【注意事项】　股四头肌急性扭挫伤肿胀明显时，一般忌用手法治疗，特别是粗暴的重手法理伤；恢复期做理筋操作时手掌要施以一定压力，推动力量要和缓。

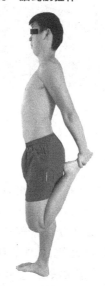

图 4-2-56　股四头肌拉伸

十、膝关节疼痛

膝关节疼痛属于中医学的"痹证"范畴。其病因与发病机制主要有素体虚弱,卫外不固,久居严寒之地或野外露宿,睡卧当风;或居处潮湿,水中作业等,以致风寒湿热之邪深入筋骨血脉而致病。痹证日久,痰瘀互结而致关节肿胀畸形。膝关节痛相当于现代医学中的膝关节风湿性关节炎、类风湿关节炎、增生性骨关节炎、良性关节痛、髌骨软化症、膝关节滑膜炎、关节腔积液等。临床以中老年发病较普遍,尤以 50-60 岁最多见,女性较多。

【临床表现】 为膝关节活动时疼痛。初起时,疼痛为发作性,后为持续性,劳累和夜间疼痛较重,上下楼梯时明显;膝关节活动受限,跑、跳、跪、蹲均受不同程度的限制;关节活动时可有摩擦或弹响音,部分患者关节肿胀。

【治疗手法】

1. 理筋手法

(1)点揉血海、梁丘、阴陵泉、内膝眼:患者仰卧位,术者站在其患侧,用拇指分别持续点揉血海、梁丘、阴陵泉、内膝眼等穴,以产生酸胀感为度;施术时先用力向下点按人体的穴位,同时拇指带动深层组织做轻柔缓和的环旋揉动以点揉穴位,每穴操作约 1min。注意拇指要吸定治疗部位,点揉速度需和缓不急(图 4-2-57)。

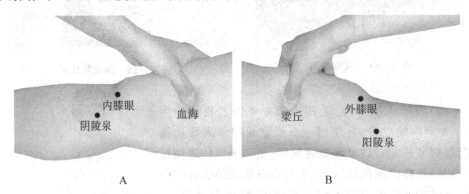

图 4-2-57　点揉穴位
A. 点揉血海、阴陵泉、内膝眼;B. 点揉梁丘

(2)点揉痛点:患者仰卧位,术者站在其患侧,确定痛点位置后,施以拇指点揉法。膝关节痛患者痛点一般在膝关节内外侧、两侧膝眼、髌骨上下等处。施术先将拇指指端置于施术部位用力向下按压以后,再加以环旋揉动。注意点揉时拇指需吸定治疗部位,速度和缓不急,幅度要适中(图 4-2-58)。

(3)擦揉松筋:患者仰卧或俯卧位,术者站在其患侧,在腘窝内、大小腿之间、膝关节上下左右着力擦揉 5~8min;施术时用小指、环指、中指背侧及掌指关节着力于臀部,以小指掌指关节背侧为支点,肘关节伸直,靠前臂的旋转及腕关节的屈伸,使产生的力作用于治疗部位上。先由病变远端或健侧逐渐向最痛部位接近,力量由轻到重(图4-2-59)。

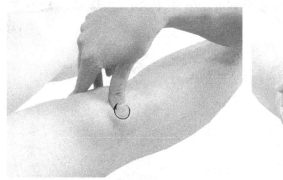

图 4-2-58　点揉痛点　　　　　　　　　图 4-2-59　捼揉松筋

(4)环揉膝关节:患者仰卧位,术者立于其患侧,嘱其屈曲膝关节约成60°,术者双手十指交叉,双掌分别置于膝关节两侧后,在同时用力按压的同时,环旋揉动膝关节约2min,力度以患者觉舒适为宜(图4-2-60)。

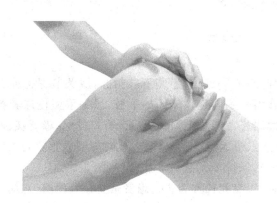

图 4-2-60　环揉膝关节

(5)屈伸膝关节:患者俯卧位,术者立于其患侧,一手扶于患者大腿下段的后侧,另一手扶患者的足跟部,屈伸患者的膝关节,注意屈伸时速度不宜过快,幅度以患者能耐受为度,并使其屈伸范围逐渐加大(图4-2-61)。

2. 肌肉拉伸方法

(1)股四头肌拉伸:股四头肌主要以自我拉伸为主。患者取站立位,并使用一个固定的物体来帮助稳定,患侧膝屈曲并使足跟靠近臀部;用一手抓住患侧腿或者足,保持腰部挺直,然后小心地使足跟贴近臀的中部,此时能感觉到大腿前侧有牵拉感;缓慢深呼吸,当呼气的时候,把足跟最大程度的靠近臀部,患者此时能明显感觉到大腿有牵拉感,到达最大限度后自由呼吸,保持 10s,连续 3 次拉伸(图 4-2-62)。

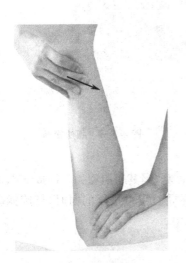

图 4-2-61 屈伸膝关节

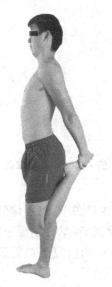

图 4-2-62 股四头肌拉伸

(2)腘绳肌拉伸:患者平卧位,患侧下肢抬起,膝关节保持伸直状态,另一侧下肢平放于床面,操作者一手固定住床面的下肢,另一手握住患者抬起的下肢,使该侧下肢缓慢抬高,此时患者能感觉到大腿后侧有牵拉感;患者缓慢深呼吸,呼气时,操作者发力将患者下肢更大程度抬高,患者此时能明显感觉到大腿有牵拉感,到达最大限度后自由呼吸,保持 10s,连续 3 次拉伸(图 4-2-63)。

(3)腓肠肌拉伸:以自我拉伸为主。患者站立在墙面前,双腿一前一后,将手臂抬起,前臂靠在墙上,额头枕于手上,前腿弯曲,前足足趾指向正前方,后腿伸直;缓慢深呼吸,呼气时将髋部缓慢前移,腰部保持平直,此时能明显感觉到后腿小腿处有牵拉感,保持 10s,连续 3 次拉伸(图 4-2-64)。

【注意事项】 患者要注意休息,症状好转后才可开始肌肉拉伸治疗;肥胖患者应注意减轻体重以减轻膝关节负担。

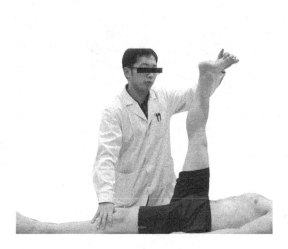

图 4-2-63　腘绳肌拉伸

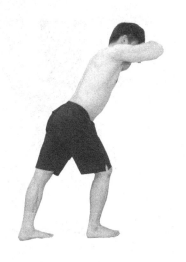

图 4-2-64　腓肠肌拉伸

十一、足　跟　痛

　　足跟痛是指足跟一侧或两侧疼痛,不红不肿,行走不便的一种疾病,又称足跟痛。它是由于足跟的骨质、关节、滑囊、筋膜等处病变引起的疾病。常见的为跖筋膜炎,往往发生在久立或行走工作者,长期、慢性轻伤引起。本病在中医学中属"痹证""肾虚"范畴。病因与发病机制为年老肾虚,体质虚弱,肾阴阳俱亏,不能温煦和滋养足少阴肾经循行路上的筋骨,跟骨失养,致使劳损而发生疼痛,或因风、寒、湿邪侵袭,致使气滞血瘀,经络受阻而疼痛。

　　【临床表现】　主要表现为单侧或双侧足跟或足底部酸胀或针刺样痛,步履困难。多因跖筋膜创伤性炎症、跟腱周围炎、跟骨滑囊炎、跟骨骨刺及脂肪垫变性引起,发病多与慢性劳损有关。

　　【治疗手法】

　　1. 理筋手法

　　(1)点揉太溪、昆仑:患者仰卧位,术者站在其患侧,用拇指分别持续点揉太溪、昆仑穴,以产生酸胀感为度;施术时先用力向下点按人体的穴位,同时拇指带动深层组织做轻柔缓和的环旋揉动以点揉穴位,每穴操作约 1min;注意拇指要吸定治疗部位,点揉速度需和缓不急(图 4-2-65)。

　　(2)点揉痛点:患者仰卧位,术者站在其患侧,确定痛点位置后,施以拇指点揉法,足跟痛患者痛点一般在足底后部及其周围筋结处。施术先将拇指指端置于施术部位用力向下按压以后,再加以环旋揉动;注意点揉时拇指需吸定治疗部位,速度和缓不急,幅度要适中(图 4-2-66)。

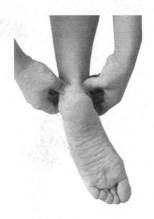

图 4-2-65　点揉穴位

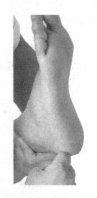

图 4-2-66　点揉痛点

　　(3)擦揉松筋:患者俯卧位,术者站在其患侧,在小腿处上下着力擦揉 5～8min。先由病变远端或健侧逐渐向最痛部位接近,力量由轻到重(图 4-2-67)。

　　(4)屈伸踝关节:患者俯卧位,术者立于其足底方向,一手扶于患者小腿下侧,另一手扶患者的足掌部,屈伸患者的踝关节,注意屈伸时速度不宜过快,幅度以患者能耐受为度,并使其屈伸范围逐渐加大(图 4-2-68)。

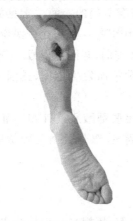

图 4-2-67　擦揉松筋

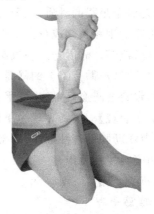

图 4-2-68　屈伸踝关节

　　2.肌肉拉伸方法

　　(1)腓肠肌拉伸:以自我拉伸为主。患者站立在墙面前,双腿一前一后,将手臂抬起,前臂靠在墙上,额头枕于手上,前腿弯曲,前足足趾指向正前方,后腿伸直;缓慢深呼吸,呼气时将髋部缓慢前移,腰部保持平直,此时能明显感觉到后腿小腿处有牵拉感,保持 10s,连续 3 次拉伸(图 4-2-69)。

　　(2)比目鱼肌拉伸:以自我拉伸为主。患者站立在墙面前,双腿一前一后分开站立,将手臂扶在墙上,前后腿均弯曲,前足足趾指向正前方,后足足趾稍稍向内,足跟不能离地;缓慢深呼吸,呼气时将髋部缓慢下移,后背及腰部保持平直,此时能明显感觉到后腿小腿下部及跟腱处有牵拉感,保持10s,连续3次拉伸(图4-2-70)。

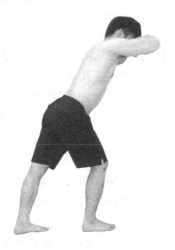

图 4-2-69 腓肠肌拉伸

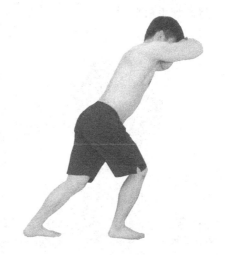

图 4-2-70 比目鱼肌拉伸

【注意事项】 本病在治疗的同时患者应注意日常生活保养,宜穿软底鞋或在患侧放置海绵垫。局部每天可热敷或用温水浸足。

第三节 常见内科疾病的拉筋治疗

一、头 痛

头痛是临床上常见的症状之一,通常是指局限于头颅上半部,包括眉弓、耳轮上缘和枕外隆突连线以上部位的疼痛。头痛的原因繁多,其中有些是严重的致命疾病,但病因诊断常比较困难。按国际头痛学会的分类,其功能性头痛分类如下:偏头痛,紧张型头痛,急性头痛和慢性阵发性半边头痛,非器质性病变的头痛,头颅外伤引起的头痛,血管疾病性头痛,血管性颅内疾病引起的头痛,其他物品的应用和机械引起的头痛,非颅脑感染引起的头痛,代谢性疾病引起的头痛,颅、颈、眼、耳、鼻、鼻旁窦、牙、口腔、颜面或头颅其他结构疾病引起的头痛或面部痛、脑神经痛、神经干痛传入性头痛及颈源性头痛等。中医将头痛分为外感和内伤两大类,认为外感头痛多属实证,治疗当以疏风祛邪为主,兼用散寒、祛湿、清热之品;内伤头痛多属虚证或虚实夹杂证,虚者宜滋阴养血、益肾填精;虚实夹杂者,宜扶正祛邪兼顾。

【临床表现】 头痛在临床是一种症状,并不是一种疾病,可以是多种疾病的症状。临床症状表现为头颅上半部,包括眉弓、耳轮上缘和枕外隆突连线以上部位的疼痛,一般由劳累及其他刺激性因素引起。

【治疗手法】

1. 理筋手法

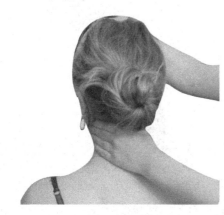

图 4-3-1 拿揉颈项

(1)拿揉颈项:患者取坐位,术者立于身后或一侧。术者以一手扶患者头部,另一手拇指、示指、中指、环指四指做对称拿揉用力。在一侧颈项部大筋自上而下施以拿揉。然后令患者头偏向另一侧,再行拿揉另一侧颈后大筋。须施术 1～2min(图 4-3-1)。

(2)点揉风池:患者仰卧闭目,术者坐于患者床前。术者以两手扶住患者头部,中指微曲并用力勾点颈后风池穴,或术者以一手按住患者前额部,另一手中指微屈并用力勾点颈后风池穴,两侧分别施术。施术时由轻到重,当患者有酸胀感并向前额放散时为止(图 4-3-2)。

(3)双手五指揉拿头部:术者以双手五指指端着力,双手五指用力做灵活的屈伸,先局限于前额两侧及颞部揉拿,然后手法由轻到重,逐步深入,逐渐移动并扩大至整个头部,反复施术 1～2min。此法有明显的镇静止痛作用,故多用于神经性头痛、偏头痛和外感实症之患者(图 4-3-3)。

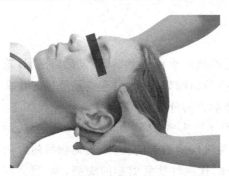

图 4-3-2 点揉风池

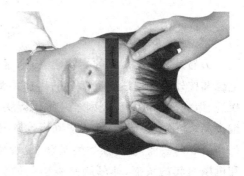

图 4-3-3 五指揉拿

2. 肌肉拉伸方法

(1)斜方肌拉伸:患者取坐位,保持上半身直立,头部微微后仰,操作者立于患者右边,左手手肘压在患者的右侧肩峰处,另一手手掌置于患者头部颞侧,嘱咐患者缓慢深呼吸,当患者呼气时,将患者头部向对侧肩膀方向轻微发力压迫,达到最大限度,以患者能忍受为止,患者自由呼吸,保持 10s,连续进行 3 次拉伸,此为右侧斜方肌拉伸,左侧同样按照以上方式拉伸(图 4-3-4)。

(2)斜角肌拉伸:患者取坐位,嘱患者下巴内收,然后向左侧侧屈,同时向右侧旋转;操作者站在患者身后,同时左手固定头部,使让患者的头部紧贴自己身体,右手按压住胸廓顶,嘱咐患者缓慢深呼吸,当患者呼气时,将患者头部向左侧方轻微发力压迫,达到最大限度,以患者能忍受为止,患者自由呼吸,保持 10s,连续进行 3 次拉伸,此为右侧斜角肌拉伸,左侧同样按照以上方式拉伸(图 4-3-5)。

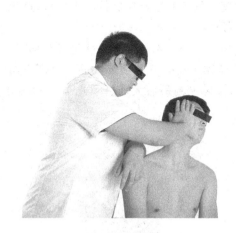

图 4-3-4　斜方肌拉伸

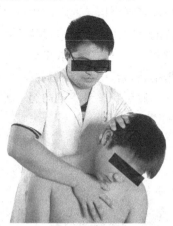

图 4-3-5　斜角肌拉伸

【注意事项】　①患者注意早晚的保暖,注意早、中、晚衣服的增减;②保证充足的睡眠,生活、饮食要有节制;③要调节情绪,不要给自己过多的压力,不要一天到晚埋头于书本,要多走出家门到户外锻炼,尽量缓解、放松情绪,避免不良外界刺激和精神紧张。

二、失　　眠

失眠,是指经常不易入睡,或睡不深熟,易于觉醒,或通宵达旦,不能成寐。按临床表现分类:①睡眠潜入期,入睡时间超过 30min;②睡眠维持:夜间觉醒次数超过 2 次或凌晨早醒;③睡眠质量,多噩梦;④总的睡眠时间少于 6h;⑤日间残留效应,次日晨起感到头晕、精神不振、嗜睡、乏力等。按病程分类:病程小于 4 周为一次性或急性失眠;病程大于 4 周小于 3～6 个月为短期或亚急性失眠;病程大于 6 个月为长期或慢性失眠。

【临床表现】　入睡困难;不能熟睡;早醒、醒后无法再入睡;频频从噩梦中惊醒,自感整夜都在做噩梦;睡过之后精力没有恢复,仍觉疲倦;容易被惊醒,有的对声音敏感,有的对灯光敏感,经常失眠患者常伴有疲劳感、不安、全身不适、无精打采、反应迟缓、头痛、记忆减退。发病时间可长可短,短者数天可好转,长者持续数月甚至数年难以恢复。

【治疗手法】

1. 理筋手法

(1)点按百会:患者仰卧位,术者站或坐于其头前方,点按百会穴(在头部,两耳尖连线中点)1min。施术时以指端着力,持续按压人体的穴位,即为点法,也称点穴。在点穴时也可瞬间用力点按人体的穴位,即为点按。点穴时可单用拇指点,也可示指或示指中指一起点按穴位,以得气为度。点按时手指应保持一定姿势,避免在点按的过程中出现手指过伸或过屈,造成损伤(图4-3-6)。

(2)拿揉颈项:患者取坐位,术者立于身后或一侧。术者以一手扶患者头部,另一手拇指、示指、中指、环指四指用力做对称拿揉。在一侧颈项部大筋自上而下施以拿揉。然后令患者头偏向另一侧,再行拿揉另一侧颈后大筋。须施术1～2min(图4-3-7)。

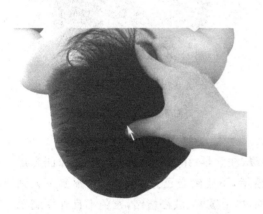

图4-3-6 点按百会

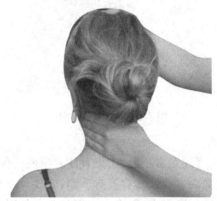

图4-3-7 拿揉颈项

(3)点揉风池:患者仰卧闭目,术者坐于患者床前。术者以两手扶住患者头部,中指微曲并用力勾点颈后风池穴,或术者以一手按住患者前额部,另一手中指微屈并用力勾点颈后风池穴,两侧分别施术。施术时由轻到重,当患者有酸胀感并向前额放散时为止(图4-3-8)。

(4)双手五指揉拿头部:术者以双手五指指端着力,双手五指用力做灵活的屈伸,先局限于前额两侧及颞部揉拿,然后手法由轻到重,逐步深入,逐渐移动并扩大至整个头部;反复施术1～2min。此法有明显的镇静止痛作用,故多用于神经性头痛、偏头痛和外感实症之患者(图4-3-9)。

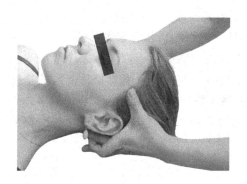
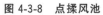

图 4-3-8　点揉风池

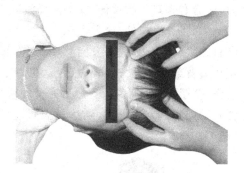

图 4-3-9　五指揉拿头部

（5）掌推腰背：患者俯卧位，术者用滚法在患者腰背部施术，重点在心俞、肝俞、脾俞、胃俞、肾俞、命门等部位，时间约 5min；然后用掌推法从背部沿脊柱自上而下推至腰骶部，反复操作 3～4 次（图 4-3-10）。

2. 肌肉拉伸方法

（1）斜方肌拉伸：患者取坐位，保持上半身直立，头部微微后仰，操作者立于患者右边，左手手肘压在患者的右侧肩峰处，另一手手掌置于患者头部颞侧，嘱咐患者缓慢深呼吸，当患者呼气时，将患者头部向对侧肩膀方向轻微发力压迫，达到最大限度，以患者能忍受为止，患者自由呼吸，保持 10s，连续进行 3 次拉伸，此为右侧斜方肌拉伸，左侧同样按照以上方式拉伸（图 4-3-11）。

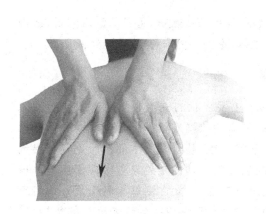

图 4-3-10　掌推背部

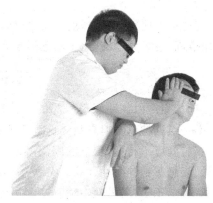

图 4-3-11　斜方肌拉伸

（2）斜角肌拉伸：患者取坐位，嘱患者下巴内收，然后向左侧侧屈，同时向右侧旋转；操作者站在患者身后，同时左手固定头部，让患者的头部紧贴自己身体，右手按压住胸廓顶，嘱咐患者缓慢深呼吸，当患者呼气时，将患者头部向左侧轻微发力压迫，达到最大限度，以患者能忍受为止，患者自由呼吸，保持 10s，连续进行 3 次拉伸,此为右侧斜角肌拉伸,左侧同样按照以上方式拉伸(图4-3-12)。

(3)竖脊肌拉伸:患者在床上取坐位,双腿自然伸直,操作者站在患者身后,患者首先将上半身往腿部方向移动,到背部产生拉伸感后停止,此时,操作者用双手将患者背部向腿部方向轻微下压,患者上半身做一与操作者发力相反方向的抵抗动作,使肌肉等长收缩6s,然后完全放松,患者深呼吸,呼气时操作者再用双手将患者背部向腿部方向下压,到达最大限度后患者自由呼吸,保持10s,连续3次拉伸(图4-3-13)。

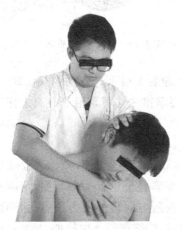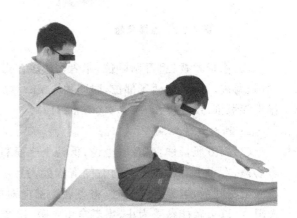

图4-3-12 斜角肌拉伸　　　　　　图4-3-13 竖脊肌拉伸

【注意事项】 患者睡前不要吸烟、饮酒、喝浓茶或咖啡,每日用温水泡足,适当参加锻炼,注意劳逸结合,生活起居要有规律,保持心情乐观,避免情绪激动。

三、抑　　郁

抑郁症是由各种原因引起的以抑郁为主要症状的一组心境障碍或情感性障碍,是一组以抑郁心境自我体验为中心的临床症状群或状态。其表现以心境低落为主,与处境不相称,可以从闷闷不乐到悲痛欲绝,甚至发生木僵。严重者可出现幻觉、妄想等精神病性症状。某些病例的焦虑与运动性激越显著。抑郁症是一种常见疾病,每10名男性中就有一名可能患有抑郁;而女性则每5名中就有一名患有抑郁。抑郁症严重困扰患者的生活和工作,给家庭和社会带来沉重的负担,约15%的抑郁症患者死于自杀。

【临床表现】 患者表现为情绪低落、思维迟缓及自我评价降低、运动抑制同时伴有食欲、性欲明显减退,明显消瘦,体重减轻,失眠严重,多数入睡困难,噩梦易醒,早醒,醒后无法入睡,常表现晨重夜轻的规律。

【治疗手法】

1. 理筋手法

(1)点揉神庭、印堂、太阳：患者仰卧位，术者站或坐于其头前方，点揉神庭、印堂穴、太阳各 1min，以得气为度；施术时用拇指指端先用力持续向下按压人体的穴位，同时配合拇指带动深层组织的轻柔缓和的环旋揉动，即为点揉；注意拇指指端要吸定于治疗部位，压力要均匀，揉动幅度要适中（图 4-3-14）。

(2)扫散胆经：患者仰卧位，术者站或坐于其头前方，扫散头两侧胆经 20～30 遍。施术时双手拇指伸直，置于施治部位之经络，其余四指略屈曲分开呈扇形，拇指在前循经引路其余四指在腕关节的自然摆动的带动下随腕摆动扫散，轻摩浮动；动作要轻巧自如，持续连贯，快扫而慢移。此法可调节少阳经气，通调气机（图 4-3-15）。

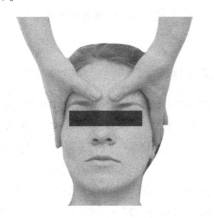
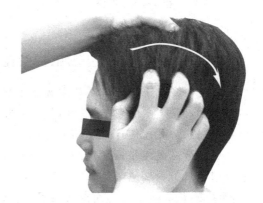

图 4-3-14　点揉穴位　　　　　　　　图 4-3-15　扫散胆经

(3)捏脊：患者仰卧位，术者站于其身侧，反复捏脊 4～7 遍，力度以患者能耐受为度；施术时两手略尺偏，两手示指中节桡侧横抵于皮肤，拇指置于示指前方的皮肤处，于骶尾部长强处用两手指共同捏拿肌肤，循脊椎或脊椎旁两侧徐徐捻动上移，边捏边拿，边提边放，连续灵活，直至大椎，称为捏脊。本法有助失眠的治疗（图 4-3-16）。

2. 肌肉拉伸方法

竖脊肌拉伸：患者在床上取坐位，双腿自然伸直，操作者站在患者身后，患者首先将上半身向腿部方向移动，到背部产生拉伸感后停止，此时，操作者用双手将患者背部向腿部方向轻微下压，患者上半身做一与操作者发力相反方向的抵抗动作，使肌肉等长收缩 6s，然后完全放松，患者深呼吸，呼气时操作者再用双手将患者背部向腿部方向下压，到达最大限度后患者自由呼吸，保持 10s，连续 3 次拉伸（图 4-3-17）。

【注意事项】 平时应培养广泛的兴趣爱好,多参加户外活动,积极与人交往,减轻思想负担。

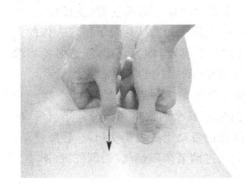

图 4-3-16　捏脊

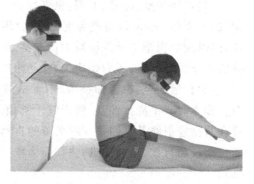

图 4-3-17　竖脊肌拉伸

四、原发性高血压

原发性高血压是以体循环动脉血压增高为主要表现的慢性疾病,常引起心、脑、肾等重要器官的病变并出现相应的后果。临床上凡收缩压等于或高于140mmHg,舒张压等于或高于90mmHg,具有两者之一项者即可诊断为高血压。原发性高血压是最常见的心血管疾病,也是迄今仍是心血管疾病死亡的主要原因之一。本病属中医学"眩晕""头痛"等病症范畴。本病由于阴虚阳亢,或痰浊壅遏,化火上蒙清窍而形成眩晕,发病机制可归纳为"风、火、痰、瘀"4个字。病位在头窍,病变与肝、脾、肾三脏相关。临床常见肝阳上亢、痰湿中阻、瘀血阻窍等证型。

【临床表现】 常见症状有头痛、眩晕、耳鸣、心烦易怒、面赤等。长期患原发性高血压,晚期多合并心、脑、肾、眼底及血管壁的损害,可出现相应器官受损的症状,如心脏损害出现心绞痛,心力衰竭等;脑血管损害出现头痛、恶心呕吐、甚至发生卒中;肾脏损害出现蛋白尿等;眼底血管病变损害出现视物模糊,眼底出血等。

【治疗手法】

1. 理筋手法

(1)点揉百会,太阳:患者仰卧位,点揉百会、太阳各1min,以得气为度;施术时用拇指指端先用力持续向下按压人体的穴位,同时配合拇指带动深层组织的轻柔缓和的环旋揉动,即为点揉;注意拇指指端要吸定于治疗部位,压力要均匀,揉动幅度要适中(图 4-3-18)。

(2)点按涌泉:患者仰卧位,术者站于其体侧,以拇指用力点按足底涌泉穴

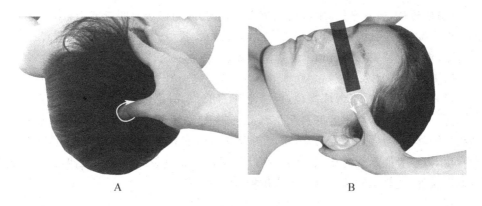

图 4-3-18　点揉百会、太阳
A. 点揉百会；B. 点揉太阳

1min，力度以患者能耐受为度，施术时以拇指指端着力，持续按压人体的穴位；在点穴时配合瞬间加大力度点按人体的穴位；注意施术时手指应用力保持一定姿势，避免在点按的过程中出现手指过伸或过屈，造成损伤。此法可以引气下行（图 4-3-19）。

　　（3）轻抹前额：患者仰卧位，术者坐于患者头前，用两手拇指的螺纹面着力于前额，自印堂至神庭做抹法，反复操作 1min。施术时以拇指的近端带动远端，做上下的单方向移动，其余四指置于头的两侧相对固定；在做抹法时，力量不宜太大，仅达皮肤和皮下，不带动皮下深层组织，速度宜稍快，此时患者可有轻松舒适的感觉（图 4-3-20）。

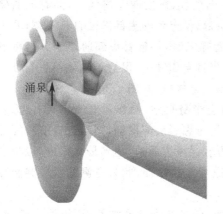

图 4-3-19　点按涌泉

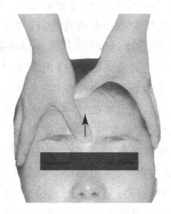

图 4-3-20　轻抹前额

(4)推桥弓:患者坐位,术者站或坐于其头前方,用拇指或四指着力,压力适中,自上而下推桥弓穴(翳风穴至缺盆的连线),称为推桥弓。施术时应以拇指着力,压力适中,两侧交替,大约1min。注意动作要轻,两侧要交替推(图4-3-21)。

2. 肌肉拉伸方法

(1)斜方肌拉伸:患者取坐位,保持上半身直立,头部微微后仰,操作者立于患者右边,左手手肘压在患者的右侧肩峰处,另一手手掌置于患者头部颞侧,嘱咐患者缓慢深呼吸,当患者呼气时,将患者头部向对侧肩膀方向轻微发力压迫,达到最大限度,以患者能忍受为止,患者自由呼吸,保持10s,连续进行3次拉伸,此为右侧斜方肌拉伸,左侧同样按照以上方式拉伸(图4-3-22)

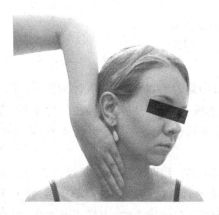 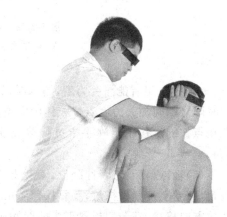

图 4-3-21　推桥弓　　　　　　　　　图 4-3-22　斜方肌拉伸

(2)斜角肌拉伸:患者取坐位,嘱患者下巴内收,然后向左侧侧屈,同时向右侧旋转;操作者站在患者身后,同时左手固定头部,使患者的头部紧贴自己身体,右手按压住胸廓顶,嘱咐患者缓慢深呼吸,当患者呼气时,将患者头部向左侧方轻微发力压迫,达到最大限度,以患者能忍受为止,患者自由呼吸,保持10s,连续进行3次拉伸,此为右侧斜角肌拉伸,左侧同样按照以上方式拉伸(图4-3-23)。

(3)胸锁乳突肌拉伸:患者取坐位,保持上半身直立,操作者立于患者右边,左手手肘压在患者的右侧肩峰处,另一手手掌置于患者头部颞侧,嘱咐患者缓慢深呼吸,当患者呼气时,将患者头部向对侧斜后方轻微发力压迫,达到最大限度,以患者能忍受为止,患者自由呼吸,保持10s,连续进行3次拉伸,此为右侧胸锁乳突肌拉伸,左侧同样按照以上方式拉伸(图4-3-24)。

【注意事项】　拉筋只能辅助治疗高血压,还必须配合药物治疗,以稳定控制。治疗期间注意起居规律,心情舒畅。

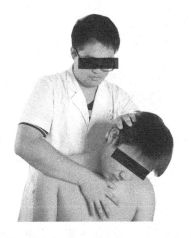

图 4-3-23 斜角肌拉伸

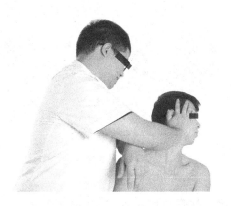

图 4-3-24 胸锁乳突肌拉伸

五、慢 性 胃 炎

胃炎即为胃黏膜的炎症,慢性胃炎常有一定程度的萎缩(黏膜丧失功能)和化生。慢性胃炎属于中医的"胃痛"范畴。中医学认为,胃痛的发生主要和外邪犯胃、饮食伤胃、情志不畅、脾胃素虚等因素有关。其基本发病机制为胃气阻滞,胃失和降,不通则痛。胃痛的病变部位在胃,与肝、脾有密切关系。胃痛临床可分为寒邪客胃、饮食伤胃、肝气犯胃、湿热中阻、瘀血停胃、胃阴不足、脾胃虚寒等证型。

【临床表现】 慢性胃炎缺乏特异性症状,大多数患者常无明显症状或有不同程度的消化不良症状,如上腹隐痛、食欲减退、餐后饱胀、反酸等。

【治疗手法】

1. 理筋手法

(1)掌推胸腹:患者取仰卧位,术者站其身侧,用掌推法自膻中穴推至肚脐,重复 10 次;施术时用手掌着力于治疗部位上,进行单方向的直线推动;推动时应轻而不浮,重而不滞,手指在前,手掌在后,速度要均匀,不可忽快忽慢(图 4-3-25)。

(2)摩腹:患者取仰卧位,术者站于其身侧,用掌摩法顺时针摩腹 5min,力度需作用到胃肠;施术时术者手掌面附着于患者腹部,做环形而有节奏的抚摩,称摩腹。按如下反复顺序进行:右下腹→右上腹→左上腹→左下腹→右下腹。注意上肢及腕掌要放松,轻放于治疗部位上,要以前臂带动腕及着力部位做环旋揉动,动作要和缓协调,用力宜轻不宜重,速度宜缓不宜急(图 4-3-26)。

(3)按揉脾俞、胃俞、足三里:患者俯卧位,术者站于其身侧,用拇指按揉脾俞穴(在背部,当 T_{11} 棘突下旁开 1.5 寸处)、胃俞穴(在背部,当 T_{12} 棘突下旁开 1.5 寸处),持续约 1min;然后仰卧,按揉足三里(在小腿前外侧,当犊鼻下 3 寸,距胫骨前

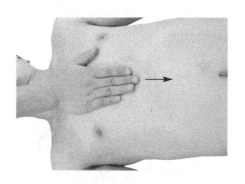

图 4-3-25　掌推胸腹

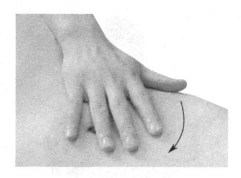

图 4-3-26　摩腹

缘一横指)约 1min。施术时用拇指螺纹面着力于穴位上,其余四指置于其对侧或相应的部位以助力,在拇指指面用力向下按压的同时,以上肢带动拇指做轻柔地环旋揉动,注意着力部位要吸定于治疗部位,揉动的幅度要适中,不宜过大或过小(图4-3-27)。

(4)捏脊:患者俯卧位,术者自膈俞至大肠俞,自上而下捏脊 10 次;施术时两手略尺偏,两手示指中节桡侧横抵于皮肤,拇指置于示指前方的皮肤处,用两手指共同捏拿肌肤,循脊椎或脊旁两侧徐徐捻动上移,边捏边拿,边提边放,连续灵活,提捏至颈部大椎穴处(图 4-3-28)。

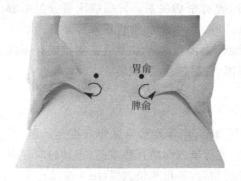

胃俞

脾俞

图 4-3-27　按揉脾俞、胃俞

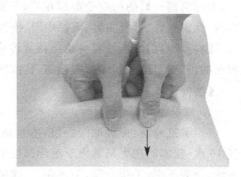

图 4-3-28　捏脊

2. 肌肉拉伸方法

腹直肌拉伸:腹直肌的拉伸主要以自我拉伸为主。患者俯卧于床上,双手伸直将上半身撑起,头往上仰,缓慢深呼吸,吸气时,双手发力使上半身有离开床面的趋势,感受腹部肌肉的拉伸,达到最大限度后,患者自由呼吸,保持10s,连续进行 3 次拉伸(图 4-3-29)。

【注意事项】　拉筋治疗慢性胃炎有很好的疗效,应坚持治疗;治疗期间注意起

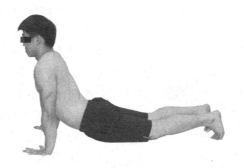

图 4-3-29 腹直肌拉伸

居规律,饮食清淡;配合针灸、中西药治疗,可提高疗效。

六、习惯性便秘

习惯性便秘是指长期的慢性功能性便秘,多发于老年人。习惯性便秘或功能性便秘不是由于身体器质性的病变引起的,多起因于精神紧张,心理压力大,肠胃蠕动失调,或者有便意忍便,形成恶性循环,导致习惯性便秘。便秘的病因主要是饮食不节、情志失调、外邪犯胃、禀赋不足等。便秘的基本病变属于大肠传导失常,同时与肺、脾、胃、肝、肾等脏腑的功能失调有关。其发病机制是热结、气滞、寒凝、气血阴阳亏虚引起肠道传导失司所致。

【临床表现】 为排便次数明显减少,每 2～3 天或更长时间一次,无规律,粪质干硬,排便困难。有些正常人数天才排便一次,但无不适感,这种情况不属于便秘。长期便秘可引起腹胀,甚至腹痛,头晕头胀,食欲缺乏,睡眠不安或导致肛裂和痔疮。

【治疗手法】

1. 理筋手法

(1)摩腹:患者取仰卧位,术者站于其身侧,用掌摩法顺时针摩腹 5min,力度需作用到胃肠;施术时术者手掌面附着于患者腹部,做环形而有节奏的抚摩,称摩腹。注意上肢及腕掌要放松,轻放于治疗部位上,要以前臂带动腕及着力部位做环旋揉动,动作要和缓协调,用力宜轻不宜重,速度宜缓不宜急(图 4-3-30)。

(2)点揉大横、天枢、足三里、上巨虚,点按支沟:患者仰卧位,术者站于其身侧,以拇指点揉大横穴(在腹中部,平脐,距脐中 4 寸)、天枢穴(在腹中部,平脐,距脐中 2 寸)(图 4-3-31A),足三里穴(在小腿前外侧,当外膝眼下 3 寸,距胫骨前嵴约 1 横指)、上巨虚穴(在小腿前外侧,当外膝眼下 6 寸,距胫骨前嵴约 1 横指)(图 4-3-31B),以拇指点按支沟穴(伸臂俯掌,于腕背横纹中点直上 3 寸,尺、桡两骨之间)(图 4-3-31C),力度以得气为度,时间各持续约 1min。施术时点揉为用拇指指端着

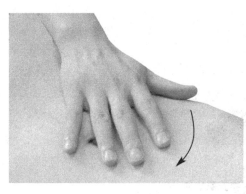

图 4-3-30　摩腹

力于治疗部位,用力向下持续按压人体的穴位,同时配合拇指带动深层组织的轻柔缓和的环旋活动,点按以指端着力,用力持续按压人体的穴位,同时配合瞬间向下用力点按人体的穴位。

(3)横擦腰骶:患者俯卧位,术者站于其身侧,横擦患者腰骶部肾俞、命门处,反复操作约 1min;施术时以手的尺侧置于患者腰骶部,做横向直线往返擦动,以局部皮肤微红温热为度。本法浮而不沉,作用于肌肤,滑而不滞,比摩法速度快,着力持续连贯,速度均匀而和缓;操作时沉肩,屈肘,悬腕,将力集中于施术之手掌尺侧(图 4-3-32)。

2. 肌肉拉伸方法

腹直肌拉伸:以自我拉伸为主。患者俯卧于床上,双手伸直将上半身撑起,头

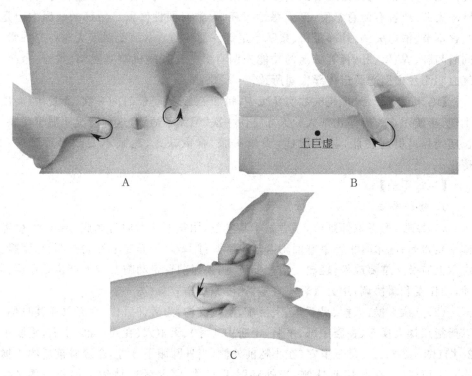

图 4-3-31
A. 点揉天枢、大横;B. 上巨虚;C. 点按支沟

往上仰,缓慢深呼吸,吸气时,双手发力使上半身有离开床面的趋势,感受腹部肌肉的拉伸,达到最大限度后,患者自由呼吸,保持 10s,连续进行 3 次拉伸(图 4-3-33)。

【注意事项】 拉筋治疗习惯性便秘有很好的疗效,应坚持治疗;治疗期间注意起居规律,饮食清淡;配合针灸、中西药治疗,可提高疗效。

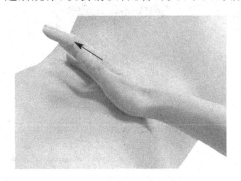

图 4-3-32 横擦腰骶

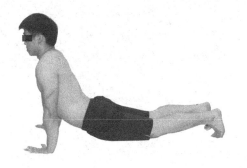

图 4-3-33 腹直肌拉伸

七、单纯性肥胖

单纯性肥胖,即除外内分泌—代谢病为病因的肥胖病。单纯性肥胖在我国是一种社会性慢性疾病,是指机体内热量的摄入大于消耗,造成体内脂肪堆积过多,导致体重超常,实测体重超过标准体重 20％以上,并且脂肪百分率(F％)超过 30％者称为肥胖。实测体重超过标准体重,但不足 20％者称为超重。肥胖可见于任何年龄,40－50 岁多见,女多于男。女性脂肪分布以腹、臀部及四肢为主,男性以颈及躯干为主。

【临床表现】 轻者无明显症状,中、重度肥胖表现有乏力、怕热、出汗、动则气短心悸,以及便秘、性功能减退,女性可伴有月经不调等,部分患者出现浮肿。胸部脂肪过度堆积,可致低换气综合征。儿童肥胖运动不灵活,不愿活动,易出汗、心慌、气短亦是患儿活动后常见的症状。此外,患儿抵抗力低,易患呼吸道疾病,部分患儿伴有高血压、脂血症等。

【治疗手法】

1. 理筋手法

(1)推按腹部:患者仰卧位,术者站于其身侧,两手手指并拢,自然伸直,左手掌于右手背上,右手掌指平贴于腹部上方,用力向前下方推按,边推按边由上而下慢慢移动,沿腹中线向下推压至小腹,反复推按 30 次;施术时沉肩、垂臂,着力和缓、连贯,力度以患者能耐受为度(图 4-3-34)。

(2)揉捏腹部:患者仰卧位,术者站于其身侧,两手从肚脐到腹部两侧,揉捏多余赘肉,以揉捏方式,刺激腹部的赘肉,反复揉捏约 5min;施术时以手掌置于腹部,下压同时施以旋转揉动、揉以旋按，揉动的同时配合拇指与其余四指指腹着力于施治部位，加以捏拿，捏以提拿，如此揉捏相济，反复操作。揉捏作用层次在脂肪，动作连贯，协调自如（图 4-3-35）。

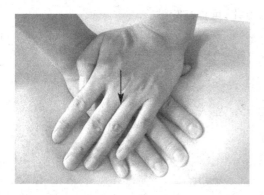

图 4-3-34　推按腹部

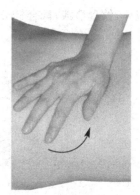

图 4-3-35　揉捏腹部

（3）点揉丰隆：患者仰卧位，术者站于其身侧，以拇指点揉丰隆穴（在小腿前外侧，当外膝眼下 8 寸，距胫骨前缘两横指（中指）），力度以得气为度，时间持续约1min；点揉时先用拇指指端着力于治疗部位，用力向下持续按压人体的穴位同时配合拇指带动深层组织轻柔缓和的环旋活动。注意拇指指端要吸定于治疗部位，施加的压力要均匀，揉动幅度要适中（图 4-3-36）。

（4）捏拿四肢：患者仰卧或俯卧位，术者站于其身侧，以拇指与余四指的对合力，着力于施治部位，反复交替捏拿；施术时两手放于上肢腕关节或下肢踝关节处，拇指与其余四指对合呈钳形，施以夹里，以掌指关节的屈伸运动所产生的力，捏拿四肢，自下而上反复做 30 次，使局部有温热感（图 4-3-37）。

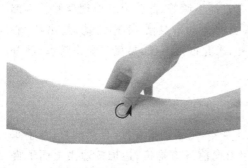

图 4-3-36　点揉丰隆

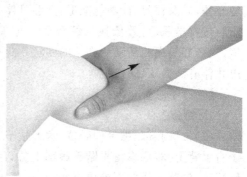

图 4-3-37　捏拿四肢

2. 肌肉拉伸方法　重点选择肥肉多的部分进行拉伸,如腹部肥肉堆积较多则重点拉伸腹部肌肉,大腿内侧肥肉较多则拉伸大腿内侧肌肉。

(1)腹直肌拉伸:以自我拉伸为主。患者俯卧于床上,双手伸直将上半身撑起,头往上仰,缓慢深呼吸,吸气时,双手发力使上半身有离开床面的趋势,感受腹部肌肉的拉伸,达到最大限度后,患者自由呼吸,保持10s,连续进行3次拉伸(图4-3-38)。

(2)股内收肌群拉伸:以自我拉伸为主。患者侧身站立于一固定物前,将一足掌放在固定物上,足尖朝向身体侧方,另一条腿直立,足尖朝向身体正前方,此时患者弯曲抬高那条腿的膝盖,同时髋关节向固定物方向移动,此时患者能感觉到伸直大腿的内侧有牵拉感;深呼吸,呼气时更大程度的活动髋关节,达到最大限度后自由呼吸保持10s,连续3次拉伸,左右分别拉伸(图4-3-39)。

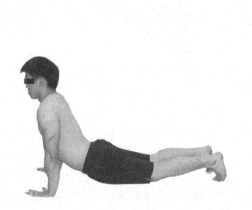

图4-3-38　腹直肌拉伸

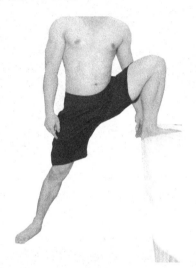

图4-3-39　股内收肌群拉伸

【注意事项】　拉筋治疗单纯性肥胖效果较好,应坚持治疗。同时,治疗期间患者注意控制饮食,适度运动。